本书得到国家社会科学基金重大项目
"基于认知计算的学术论文评价理论与方法研究"
（NO. 17ZDA292）资助

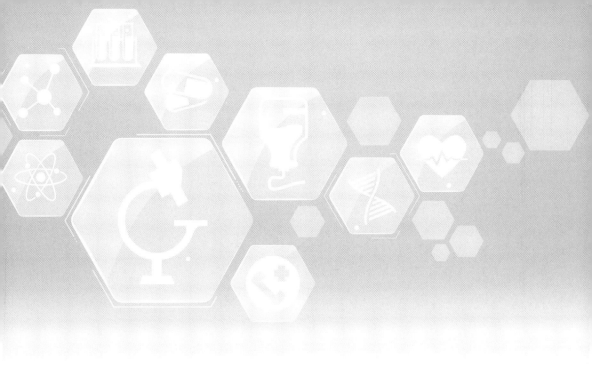

基于知识图谱的
生物医学论文临床转化分析

理论、方法与应用

Analysis of Clinical Translation for Biomedical Papers Based on Knowledge Graph

Theories, Methods and Applications

李信　著

中国社会科学出版社

图书在版编目（CIP）数据

基于知识图谱的生物医学论文临床转化分析：理论、方法与应用／李信著 .
—北京：中国社会科学出版社，2023.3
ISBN 978 - 7 - 5227 - 1619 - 0

Ⅰ.①基…　Ⅱ.①李…　Ⅲ.①生物医学工程—研究　Ⅳ.①R318

中国国家版本馆 CIP 数据核字（2023）第 047971 号

出 版 人	赵剑英
责任编辑	彭 丽　李 沐
责任校对	刘 健
责任印制	王 超

出　　　版	中国社会科学出版社
社　　　址	北京鼓楼西大街甲 158 号
邮　　　编	100720
网　　　址	http://www.csspw.cn
发 行 部	010 - 84083685
门 市 部	010 - 84029450
经　　　销	新华书店及其他书店

印　　　刷	北京明恒达印务有限公司
装　　　订	廊坊市广阳区广增装订厂
版　　　次	2023 年 3 月第 1 版
印　　　次	2023 年 3 月第 1 次印刷

开　　　本	710×1000　1/16
印　　　张	15
字　　　数	231 千字
定　　　价	78.00 元

凡购买中国社会科学出版社图书，如有质量问题请与本社营销中心联系调换
电话：010 - 84083683

前　言

　　21 世纪,生物医学领域发展迅速,相关研发经费投入极其巨大,促使生物医学论文(生物医学研究成果的主要表现形式之一)"井喷式"增长。据统计,MEDLINE 收录的生物医学论文数量已经达 3500 万篇,并以每年100 多万篇的速度高速增长。然而,海量的生物医学论文和天文数字的资金投入,并没有被成功转化为与之匹配的临床价值。研究表明,花费数十亿美元、耗时 17 年之久的人类基因组计划,截至 2019 年,其研究成果仅有不到 5% 在临床科学的到充分研究,而在临床实践中成功应用于提升和改善人类健康的基金成果更少。备受生物医学研究者关注的肿瘤疾病,其发病率不但没有因为研究投入的增加而降低,反而有逐年增加的趋势,肿瘤治愈的梦想更是遥遥无期。再如,据美国食品和药品监督局统计,在 1950 至 2018 年间,全球每 10 亿美元研发经费支出获得 FDA 批准的新药数目呈现显著的减少趋势。约 95% 的新药候选化合物在实验室阶段就被淘汰,有幸进入临床试验的化合物一半左右在临床试验的最后阶段宣告失败,造成了严重的资源浪费,也阻碍了生物医学创新的动力和良性发展。"死亡之谷"(Valley of Death)被用于描述生物医学成果从基础实验发现向临床实践的转化之难。

　　在这种背景下,本书聚焦于生物医学研究的主要成果之一——生物医学论文,从情报学的视角出发,系统研究生物医学论文临床转化分析的理论和方法,以期为缩短生物医学研究成果的转化时滞、提高转化成功率等提供有益参考。本书由 8 个章节组成。第一和二章是绪论、相关概念和基础理论,剖析了生物医学论文的临床价值显现机理。第三章提出了生物医学论文临床转化分析的指标和方法框架。第四章融合多源数据集构建了一个生物医学知识图谱。第五章和第六章分别探讨了生物医学论文的临床转化位置、转化概率和转化强度的计算方法和关键技术。第七章在三个实际场景对本书的理论和方法进行了验证性应用。最后，第八章对本书进行了总结。

本书的主体是我的博士学位论文。在研究和写作过程中，我得到了很多人的帮助和支持。感谢武汉大学信息管理学院的各位师长、同学和朋友。感谢我的博士导师陆伟教授对我的耐心指导和帮助。感谢武汉大学信息检索与知识挖掘研究所的全体成员。感谢印第安纳大学伯明顿分校 iSchool 学院为本书研究的计算提供了硬件支持。感谢国家留学基金委。感谢我的合作导师 Ying Ding 教授的悉心指导。感谢马费成教授、孙建军教授、赵志耘研究员、李纲教授、安璐教授、卢龙教授、查先进教授、陆泉教授、邓胜利教授和姜婷婷教授在博士开题、中期和答辩过程中，对该书研究内容提出的宝贵意见和建议。感谢程齐凯和黄永师兄的指导和帮助。感谢出版社和各位编辑的辛勤工作。特别地，感谢我的家人对我一如既往的理解和支持。最后，虽然在书稿的准备过程中，我对原始的博士论文中存在的错误和不当进行了全面的修订和更新，但是由于我的能力有限，书中难免还存在一些错漏，谨请各位读者和专家批评指正。

目　　录

图 目 录

表 目 录

绪　　论

第一节　选题背景与研究意义

一　选题背景

尽管现代生命科学和技术发展迅速，但生物医学领域的研究成果仍明显存在转化成功率低、转化时滞长和转化成本高等问题（Seyhan，2019）。以药物研发领域为例，在 1950—2018 年间，全球每 10 亿美元研发经费支出所获得的美国食品药品管理局（FDA, Food and Drug Administration）批准的新药数量，呈显著减少趋势（Jones and Wilson，2018）。几乎 95% 的新药候选化合物，在进入临床试验之前，就被宣告"死亡"；进入临床试验的新药候选化合物中，又有 50% 左右在临床试验的最后阶段宣告失败，造成了严重的经济损失和资源浪费（Parrish et al.，2019）。最终，仅有 0.1% 的新药候选化合物能成功地被 FDA 批准，且每个被批准的药物平均要花费近 30 亿美元的研究经费和 17 年以上的研发时间（Li et al.，2020）。再如，1990 年启动的人类基因组计划，汇集全球 2000 多名科学家，历时 13 年之久，斥资高达 30 亿美元（陈竺等，2000）；然而，截至 2019 年，其研究成果仅有不到 5% 在临床科学得到充分研究，被成功应用于临床改善人类健康的基因则更少（Lee et al.，2019）。生物医学研究投入惊人而临床产出少，基础生物医学研究和临床应用之间存在巨大的转化鸿沟，即生物医学的"死亡之谷"（the Valley of Death）（Hutchins et al.，2019），如图 0-1 所示。在这种背景下，作为基础生物医学和临床应用之间的桥梁，转化医学得到学术界、各国政府和相关机构的广泛关注。生物医学研究成果的转化障碍是什么、如何提高生物医学研究成果的临床转化成功率、缩短转化时滞以及合理分配研究资源等问题，已成为转化医学领域研究的重点和难点。

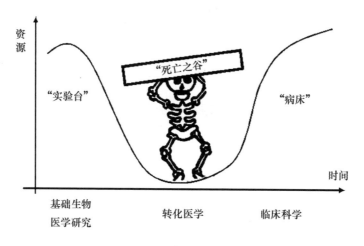

图 0-1 生物医学的"死亡之谷"

　　对生物医学研究成果（尤其是新近出现的研究成果）的临床转化潜能进行及时、科学的分析，并根据分析结果作出早期预警或干预，是促进生物医学研究成果成功转化的重要方法之一（杜建和唐小利，2015）。一方面，随着研究投入的不断增加，生物医学研究成果快速产生，临床研究人员已经很难全面、及时地对其进行了解和应用，导致大量的基础研究成果"无人问津"。另一方面，由于基础科学和临床科学之间存在明显的知识鸿沟，两者有自己独有的学科语言和研究范式（Riddiford，2017）；临床研究人员即使有幸接触到具有较高转化潜能的基础研究成果，也可能由于各种原因，对其"视而不见"。此外，职称制度和奖励机制的不同，使得基础研究人员主要关注于基础实验和论文发表，而临床研究人员则忙于应付门诊量和临床操作实践；两者之间鲜有交流、互不了解，也是一个重要的转化障碍（Seyhan，2019）。基于此，立足转化医学视角，客观地对生物医学研究成果的临床价值和临床转化情况进行及时、全面的分析，进而为相关人员提供信息服务，对于降低或消除转化障碍，十分必要。学术论文是生物医学研究成果的最主要表现形式之一，自 2011 年起，PubMed 中每年收录生物医学论文的数量超过 100 万篇（如图 0－2 所示），因此，对海量生物医学论文背景下的论文临床转化情况的快速、合理分析，至关重要。

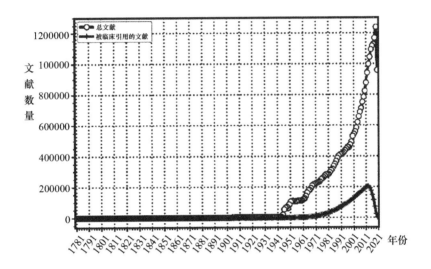

图 0－2　PubMed 中生物医学论文每年发表和被临床引用的数量变化情况①

早期有关生物医学论文临床转化分析的相关尝试，主要针对单个研究领域的少量学术论文，采用同行专家阅读评估的方法，来对期刊或者论文的研究内容直接进行定性的判断（Narin et al.，1976）。这种方式虽然认可度较高，但是难免存在主观偏差；同行难寻、高时间成本和资源耗费等问题，也使其难以推广。随着学术论文的数字化、文献计量学和自然语言处理技术等方法的发展，学者们基于学术论文的自动分析，从线索词、主题词和引用等不同视角出发，对生物医学研究成果的临床

---

①　其中，"临床引用"指被临床类论文（如临床指南或临床试验论文）引用。从图1－2中可以看出，今年发表的绝大部分生物医学论文都没有被临床引用。

转化情况进行了初步探索。

从线索词和主题词的视角，期刊转化等级（Lewison and Paraje，2004）、论文研究等级（Boyack et al.，2014）、转化三角理论（Weber，2013）以及"应用性"指标（Ke，2019）等成果相继被提出。虽然这些工作对生物论文的临床转化分析起到了一定的积极作用，但也存在较明显的局限性：（1）在方法上，仍然依赖于人工构建的线索词表或者标注的主题词，存在主观性强、工作量大和时效性低等问题。（2）在理论上，缺乏对生物医学论文临床转化的系统理论指导。（3）存在"以刊评文""一刀切"等问题。无论是期刊等级或论文研究等级的划分，还是转化三角中论文的分类，期刊、论文的等级或类别数量有限（少于8个）。因此，发表在相同期刊的多篇论文之间或者被划分到同一等级的多篇论文之间，无法相互比较和区分。（4）分析范围有限。难以对新近发表的生物医学论文的临床转化情况进行分析，无法对非PubMed收录的论文进行分析。（5）分析维度单一，缺乏对临床转化的原理、过程以及论文临床价值显现机理的深入探讨。

在引用的视角，生物医学成果转化的过程，可视为知识从基础科学流动到临床科学的过程，且可以用学术论文之间的引用关系进行表示。一项研究成果的转化情况，可以利用学术论文被临床类论文（如临床指南）的引用情况来进行衡量（Thelwall and Maflahi，2016）。通过线索词或主题词，将学术论文的研究等级划分为"基础研究"和"临床研究"，也为分析论文之间的转化情况（临床引用）提供了基础。然而，现有的相关研究只是对引用量的简单计数，结果的分析和解释仍依赖单一领域的专家。而且，引用量具有时间累积效应，时效性差。随着机器学习等方法的兴起，少数学者开始探索大规模化、自动化和智能化的学术论文临床转化情况分析方法。Hutchins 等（2019）通过对学术论文的 MeSH 词和引用信息进行统计分析，构建特征工程，并利用机器学习来预测论文被临床引用的可能性。但是，该方法仍依赖人工标引的 MeSH 主题词；特征也较单一，忽略了学术论文本身的内容特征（如生物医学实体、文本的可读性等）、参考文献维度特征和其他特征（作者影响力、合作情况、国家和项目等）。此外，还有学者通过专利对生物医学论文的引用来衡量论文的转化情况（Du et al.，2019），但专利引用是否能合理地代表临床转化，受到学术界的广泛质疑。

总之，生物医学论文的临床转化分析，对缩短转化时滞、提高转化成功率、资源分配和科学决策等具有重要意义，势在必行。然而，现有的相关研究仍存在局限性：整体来看，还没有形成全面系统的学术论临床转化分析的理论体系和方法框架；其研究重点集中在词汇、主题和引用量的简单计数上，极少涉及论文临床价值的显现机理和影响因素的系统探讨，也缺少论文内容层面和实体层面的细粒度度量，难以应付学术大数据背景下学术论文临床转化情况的快速、合理分析需求。同时，现有方法主要是基于某一特定的主题或领域提出，不具有普适性；分析维度单一、分析深度较浅，且依赖于同行专家和人工标注。此外，在分析范围上，目前的方法难以适用于未被 PubMed 收录的生物医学论文。

基于此，本书将对生物医学论文的临床价值的定义、特点及其显现机理进行梳理，尝试提出生物医学论文的临床转化分析指标体系。在融合多源数据构建生物医学知识图谱的基础上，探索基于知识图谱、表示学习和多特征融合机器学习的生物医学论文临床转化分析方法。同时，本书还将借助多个实际的科研问题或场景对提出的指标和方法进行验证性应用，以分析和证明本书提出的理论和方法的有用性，并进一步加深对论文临床转化原理和过程的理解和认知。

二　研究意义

生物医学论文的临床转化分析，将有助于生物医学研究成果向临床实践应用的转化，缩小生物医学领域的"死亡之谷"，有助于将生物医学的研究成果和知识服务于人类，实现人类健康促进。学术论文数量的迅速增长，一方面为生物医学论文临床转化情况的快速、合理分析提出了挑战；另一方面，海量学术论文资源，以及随之兴起的知识图谱、自然语言处理、机器学习和深度学习等方法技术，也为论文的临床转化情况智能化、自动化和科学化分析提供了充足的数据资源和方法基础。本书从学术大数据背景下的生物医学论文临床转化情况分析的现实需求出发，进行理论和方法研究，提出合理的生物医学论文临床转化分析指标和方法框架，并进行方法实现和实证研究，具有较重要的理论和实践意义。

（一）理论意义

本书在学术大数据的背景下，给出生物医学论文临床转化分析的概念，厘清生物医学论文临床价值的显现机理，提出生物医学论文临床转化分析的指标，并对其影响因素进行探讨；拓展了生物医学论文临床转化分析的视野，丰富了论文临床转化分析的维度。本书提出了基于知识图谱和多特征融合的生物医学论文临床转化分析的方法框架，与以往研究相比，在分析深度和广度上有所深化。同时，该方法框架展示了多源数据融合的领域知识图谱构建、基于知识图谱的生物医学"转化轴"和文本内容的向量化表示等方法的实现路径和应用过程，能够为其他领域或其他形式的科技成果转化分析研究提供借鉴和参考。

本书将知识图谱、表示学习和多特征机器学习等理论和方法应用到生物医学论文的临床转化分析中，在研究视角、研究成果等方面对相关研究如学术评价、数字图书馆建设和学术搜索等有较为重要的理论参考价值。此外，本书对拓展图书情报学视野，促进其与医学信息学、转化医学等相关学科的交叉融合也具有一定的理论意义。

（二）实践意义

生物医学论文的临床转化分析，在多个领域具有潜在的应用价值，能够帮助相关人员及时追踪和评估在研药物、疫苗、医疗设备等的转化前景，并可以及时发现和监测具有潜在临床价值的基础研究成果，从而辅助科学决策和政策制定，促进科研资源的合理分配和健康收益的最大化。生物医学论文临床转化分析的结果，还可以作为学术论文评价的补充指标，完善学术评价方法指标体系；也可以用于学术搜索引擎、科研画像等领域，以满足科研人员和政策制定者更加细粒度的信息需求。

第二节　国内外研究现状分析

一　转化医学的概念及其演变

转化医学的起源之一来自于美国民众对国家卫生院（NIH）的一个问题："为什么NIH资助的生物医学研究发表了如此多的高质量论文，

但是民众的健康状况却没有得到显著提高?"由此可见,本书的研究主题"生物医学论文的临床转化分析"与"转化医学"息息相关。对于转化医学概念及其演变的回顾,对于生物医学论文临床转化分析的理论和方法研究,十分必要。

转化医学(Translational Medicine)是一门连接基础医学与临床医学的新兴交叉科学。目前学术界对转化医学的定义还没有达成一致。与转化医学相近的概念或术语还有"转化科学"(Translational Science)、"转化研究"(Translational Research)和转化医学研究(Translational Medical Research)等。虽然转化医学这一术语(即 Translational Medicine)在 1996 年才被 Geraghty 在《柳叶刀》杂志上正式提出(Geragthy,1996),但其研究历史可以追溯到 20 世纪 60 年代学者们关于"实验台到病床"(Bench to Bedside)的探讨。1966 年,McKinney 和 Stavely 在描述药物研发领域生物学家的分布时,首次使用了"实验台到病床"这一短语,并指出药物研发的成功有赖于临床部门和基础实验室的研究人员之间的有效合作(Mckinney and Stavely,1966)。1968 年,《新英格兰医学杂志》发表编辑文章,使用了"实验台—病床接口"(Bench-Bedside Interface)的说法,指出基础实验研究和临床实践研究的有机结合,既可以为研究者提供动力,也可以为研究本身贡献新的思路和工具,从而达到基础实验室与临床实践研究之间的知识流动和转化。这一研究被学术界广泛认为是有关转化医学最早的理性探索(Edrtarial and James,1968)。Wolf(1974)在《新英格兰医学杂志》刊出一篇题为"实验室与病床之间的真正鸿沟"的文章,最先诠释了"Bench to Bedside"这一术语,指出基础科学家和临床科学家都应进一步了解和整合相关研究信息,着力于将基础医学研究的成果快速地转化为有利于健康的应用。20 世纪 90 年代,转化医学的理念开始得到癌症研究领域学者的关注。Mulshine(1993)从癌症预防的角度提出了"转化研究"(Translational Research)的概念,认为促进分子生物学研究成果的转化研究,可以很大程度上提升癌症预防的控制策略。"转化科学"(Translational Science)这一概念被 Morrow(1994)在《癌症》杂志上首次正式使用。至此,转化医学相关研究逐渐被学术界重视,转化医学的知识体系和科学结构开始形成。

2000 年以来，转化医学概念的内涵和外延不断的完善和发展（Fort et al.，2017）。代表性的成果有：Fontanarosa 和 Deangelis（2002）将转化医学定义为，将基础科学研究得到的新技术、新知识和新机制转化为预防、诊断和治疗人类疾病的新方法的科学。McGlyn 等（2003）认为，对医学界和公共卫生界而言，转化医学的目的是将基础医学的成果转化为有益的健康实践；而对药学界而言，转化医学的目的是新药的成功上市。Zerhouni（2003）在《科学》杂志上定义转化医学为将基础医学研究成果转化为临床治疗方法的科学，并指出转化医学强调实验台到病床的连接。Sung（2003）提出转化医学的过程是线性的，即从基础科学研究到临床试验研究，再从临床试验研究到健康实践与决策。Marincola 等（2003）则认为转化医学是一个双向循环的过程，且这个循化包含两个一般通路："实验台到病床"（Bench to Bedside）和"病床到实验台"（Bedside to Bench）。转化医学的线性过程论和双循环过程论为转化医学的后续发展和研究奠定了重要理论基础。此后，转化医学的知识体系被不断完善和拓展，转化药学、转化公共卫生学、转化医学信息学等细分领域的转化医学相关概念相继被提出。

2010 年，转化医学被医学主题词表（Medical Subject Headings，MeSH）首次收录和规范化[1]，其定义包含两个方面：（1）将实验室或临床前研究的知识转化为临床试验和人类相关研究的应用。（2）增强最佳的医学实践被采纳的科学。2014 年，《大英百科全书》对转化医学作了定义[2]，指出转化医学是将基础科学已有的新发现与人类的疾病关联起来改善人类健康状况的科学。虽然这两个定义较为权威，对转化医学概念的规范和传播起到了一定的积极作用，但它们并没有全面、准确地体现出转化医学的具体过程和知识体系。

至今，转化医学的概念还在争论中不断地发展和演化，还未有定论。

---

[1] Translational Research，Biomedical. https：//www. ncbi. nlm. nih. gov/mesh/68057170.

[2] Translational Medicine. https：//www. britannica. com/topic/Translational-Medicine-1891925.

二　生物医学论文的临床转化分析相关研究

对生物医学研究的临床转化情况进行合理地评估，是保证生物医学领域健康发展、相关科学政策合理制定与调整的前提（Du et al.，2019）。在以往研究中，大多数相关研究的分析对象是生物医学领域的特定研究项目、研究主题或诊疗产品（药物、疫苗或者医疗设备）；而直接针对生物医学论文本身进行临床转化情况分析的研究非常少，且主要的研究群体集中在医学信息学、情报学等领域。

在研究的方法和视角上，先前研究主要从微观的转化过程视角和宏观的转化绩效视角，对生物医学领域的临床转化情况进行了较为深入的探索。其中，微观转化过程视角的相关研究中，出现了一些与生物医学论文临床转化分析直接相关的定量化研究。例如，基于转化过程的生物医学论文研究等级划分和基于引用量的生物医学领域临床转化情况分析；前者是对生物医学论文临床转化情况的直接分类，而后者通过生物医学论文之间引用关系的分析来对项目、主题等的临床转化情况进行评估。此外，在期刊审稿、人才评价以及基金审核等过程中，往往也存在对生物医学论文临床转化价值的定性化同行评议。

本书将从以下几个方面，对与生物医学论文临床转化分析相关的研究进行回顾。

（一）基于转化过程的生物医学论文研究等级划分

转化过程指生物医学研究成果"从实验室到病床"（From Bench to Bedside，B2B）的具体过程。在不同的转化医学模型中，转化过程通常被划分为多个阶段。例如，在转化医学 1T 模型中，转化过程被划分为"实验台"和"病床"两个阶段；在 2T 模型中，转化过程则包括"基础生物医学研究""临床科学和知识"以及"健康促进"三个阶段（Sung，2003）；在 3T 模型中，转化过程可以被分为"基础生物医学研究""人体临床试验研究""基于实践的研究"和"临床实践"四个阶段（Westfall，2007）。更加具体的阶段划分，可以参考第二章第二节第一部分"转化医学 T 模型"。

针对一个学科领域，通过将生物医学论文对应地划分到转化过程不同的阶段，可以从微观层面来评估该学科领域的转化情况（Trochim et al.，2011）。该评估过程有两个核心：一是对转化医学过程的正确建模，二是对生物医学论文研究等级的正确划分。转化医学的过程模型（即 T 模型）将在后文第二章第二节第一部分具体叙述，在此不再赘述。基于不同的转化医学过程模型（1T 使用最广泛），不同的学者对生物医学论文的研究等级划分进行了不同探索。最早在这方面展开系统研究的是美国情报学家、文献计量学最高奖项"Price 奖"获得者、"专利计量学"和"链接分析法"的提出者 Narin Francis。Narin 等（1976）最早关注到生物医学期刊的转化医学属性，并通过对 50 多个生物医学子领域的 900 本生物医学期刊研究主题和内容的判读，将期刊分为"基础研究"（Basic Research）期刊和"临床医学"（Clinical Medicine）期刊。因此，刊载在相应类别期刊上的论文可以分别对应到"基础研究论文"和"临床医学论文"。接着，Narin 等（1988）又进一步细化了这个期刊分类，将原来的两个类别扩充为"临床观察"（Clinical Observation）、"临床与基础混合"（Clinical Mix）、"临床调查"（Clinical Investigation）和"基础研究"（Basic Research）四个类别。Narin 等将这四个类别称为期刊的"研究等级"（Research Levels），其中，"临床观察"（Level 1）和"临床与基础混合"（Level 2）可以合并为"临床医学"（Clinical Medicine）；"临床调查"（Level 3）和"基础研究"（Level 4）则可合称为"生物医学研究"（Biomedical Medicine）。刊载在相应期刊上的论文则可以被划分到相应的研究等级；显然，从临床转化的视角来看，划分为前两个等级的论文比划分在后两个等级的论文更加接近临床实践和应用。

在 Narin 等研究的基础上，Lewison 和 Paraje（2004）直接从单篇论文的层面出发，首先从论文题目和论文作者机构中提取相关的线索词，然后将含有特定线索词的单篇论文对应到 Narin 等提出的四个不同的研究等级中。线索词的使用，为大规模、实时的论文研究等级划分提供了一种新思路。同时，Lewison 和 Paraje 意识到刊载在同一本期刊中的多篇论文的研究等级不一定完全相同。因此，他将四个等级对应到四个离散的数值，使用研究等级数值的平均值来代表一个论文集合（期刊）

的研究等级。但是，Lewison 和 Paraje 的主要目的还是关注期刊的研究等级划分，论文研究等级的划分只是其研究的副产品。

与 Lewison 和 Paraje 使用的一般线索词不同，Weber（2013）为了对某一个研究领域的转化情况进行分析，使用了 PubMed 数据库收录的生物医学领域所特有的"线索词"——医学主题词（MeSH）。具体地，Weber（2013）基于 MeSH 词提出了转化医学三角模型（模型的具体内容见后文第二章第二节第二部分）。Weber 将一个研究领域或者主题中的转化医学活动看作是领域内的文献集沿着动物（Animal，A）和细胞/分子（Cell/molecular，C）顶点的中心向人类（Human，H）顶点（即生物医学"转化轴"）移动的过程。基于此，根据论文中 A、C、H 三类 MeSH 词的不同组合，将生物医学论文划分为七个类别，即 A、C、H、AC、CH、AH、ACH。其中，A、C、AC 属于基础研究，H 属于临床研究，而 CH、AH、ACH 属于基础和临床混合研究。Weber 将这七类论文分别投射到转化三角形（一个正三角形）的三个顶点（A、C、H）、三条边的中点（AC、CH、AH）和三角形的重心（ACH）等七个离散点上。多篇论文集合的转化情况可以由这些论文在转化三角形中的中心来表示，而这个中心点在转化轴上的相对位置则可以用来描述一个研究领域或主题的临床转化情况。当中心点距离 H 顶点较远的时候，说明该研究领域或主题的研究处于基础生物医学研究阶段；反之，则表明该研究领域或主题的研究接近临床实践和应用。

Boyack 等（2014）首次将研究聚焦到论文层面上，在 Narin 等期刊研究等级划分的基础上，对生物医学论文的标题、摘要进行特征提取，并利用机器学习算法实现了 2500 多万篇论文研究等级的自动划分，准确率达到 71%。

Hutchins 等（2019）和 Ke（2019）注意到之前的研究存在较为明显的局限性：论文或期刊划分的研究等级为有限个，过于粗略。据统计，超过 75% 的生物医学期刊不能被划分到 Narin 等提出的四个研究等级中（杜建和唐小利，2015）。尽管 Weber 的分类更加细致，且借用 MeSH 主题词具有较好的操作性，但是该方法还是无法比较同一等级中不同论文的转化情况。

　　针对这一问题，Hutchins 等（2019）和 Ke（2019）分别给出了自己的解决方案。Hutchins 等（2019）发现每篇论文含有各类 MeSH 词的数量存在差异。理论上，含有基础类 MeSH 数量多的论文应该被划分到更加偏向基础研究的类别中。因此，在 Weber 的基础上，Hutchins 等通过各类 MeSH 的数量对论文的临床转化情况进行分数化计数（Fractional Counting）。在分数化的转化三角中，论文的位置不再局限在七个顶点，而是可以出现在转化三角的任何位置，可以较好地对论文直接的转化情况进行量化分析和可视化。但这种方法的缺点是，仅考虑了 MeSH 词的数量和类别，而忽略了其他很多重要的语义信息。这也使得很多论文之间转化情况的差异不能被很好地区分和量化。从可视化的角度来说，Weber 的转化三角将所有论文的转化情况限制在 7 个固定的点，而 Hutchins 的分数化计数则仅是将 7 个点扩大到一个三角形的范围。

　　与 Hutchins 不同的是，Ke（2019）在对 MeSH 词向量化表示的基础上，模拟 Weber 转化三角中的生物医学"转化轴"，然后利用每篇所有 MeSH 词的向量之和代表论文向量，最后用论文向量在转化轴向量上的余弦投影表示论文的"应用性"（Appliedness）。这样论文之间的转化情况就可以进行量化比较，且应用性的取值在 -1 到 1；应用性越大，则说明论文被临床应用的可能性越大，反之亦然。这种方法在对转化轴和论文进行向量化表示时，不再仅仅考虑 MeSH 词的类别和数量；在进行 MeSH 的向量化时，Ke 利用了 MeSH 词与 MeSH 词之间的共现关系。然而，虽然相比之前的方法在分析的粒度和准确性上均有较大改进，但仍存在明显的局限性：①依赖于 MeSH 词，难以对新近发表的生物医学或非 PubMed 收录的论文进行分析；实际上，Ke 的研究仅包含了 PubMed 中在 1980—2013 年发表的论文。②在进行向量化表示的时候，仅考虑了 MeSH 词之间的共现关系，而忽略了其他语义内容和关系，例如，MeSH 词的上下文语境和论文包含的生物医学实体。

　　总之，基于转化过程的生物医学论文研究等级划分相关研究，在研究对象上，经历了从期刊、研究领域、研究主题等逐步细化到单篇论文的发展过程；在研究方法上，经历从最早的依赖领域专家划分，到使用标题和摘要中一般线索词，到仅依赖于 MeSH 词的类别，再到考虑

MeSH 词的类别和数量，最后到考虑 MeSH 词的共现关系的不断深化过程。在数据规模上，期刊和论文的数量也不断增加。虽然相关研究在不断地推进，但仍存在较多不足，对于 MeSH 词的依赖、分析维度过于简单和单一、语义丢失等问题，都使得这些方法难以适应学术大数据背景下的生物医学论文临床转化情况的快速、合理和科学分析。

（二）基于引用量的生物医学论文转化情况分析

生物医学研究成果的成功转化有赖于基础与临床之间有效的知识交流（Szalma et al.，2010）。学术论文是研究成果和知识的重要载体，学术论文之间的引用关系可以体现知识的流动和转化（Hassan et al.，2018）。因此，通过生物医学论文被临床类研究论文的引用情况可以测度论文的转化情况（Hutchins et al.，2019）。上一节关于生物医学论文研究等级的划分，也为基于引用的分析提供了基础（Lewison and Paraje，2004）。

基于引用的转化情况分析最开始关注的重点也不是论文本身（即单篇论文），而是具体的生物医学研究领域或诊疗产品。例如，Cambrosio 等（2006）在 Lewison 和 Paraje 论文等级划分的基础上，利用不同类别论文之间的引用分析，对 1980—2010 年间癌症领域的转化情况进行了描绘。结果表明，在癌症基础研究（"癌症生物学"）和癌症临床研究（"临床癌症学"）之间存在一个转化领域（或转化地带）——"转化癌症学"。Contopoulos-Ioannidis 等（2008）聚焦医学领域具有高临床价值的研究主题或成果，将该主题下发表的第一篇论文或其他材料记为"成果的产生"，将关于该主题的第一篇高被引临床类论文记为"成果的转化"，并把从成果的产生到转化之间的时间段定义为"转化时滞"（Translational Lag）。在此基础上，对 101 个非常具有转化希望的医学发现（药物、疫苗、医疗设备、诊疗技术等）的转化时滞进行统计分析，发现生物医学成果的平均转化时滞为 24 年。Jones 等（2011）在 Cambrosio 等研究的基础上，使用引文分析、语义网技术等方法对 Cambrosio 等发现的癌症研究新领域进行了深入分析，并发现癌症转化学具有自己的研究范式和研究特色，与基础和临床癌症研究具有明显区别。Weber（2013）基于转化三角将生物医学论文分为七种类别，并利用论文集合来代表学科领域，通过观察论文集合之间的引用关系，来分析学科领域的转化情况。

Hutchins 等（2019）首次利用引用分析研究了单篇论文的转化潜能（Translational Potential）。具体地，Hutchins 等将转化医学的过程看作一篇论文被临床类论文引用的过程，即知识流向临床。Hutchins 等的研究针对单篇论文，且论文不分是基础类论文还是临床类论文，即认为临床类论文也会被临床实践所应用。基于 Weber 的转化三角，Hutchins 等对每篇论文的 MeSH 词特征和发表后的施引文献的 MeSH 词特征进行统计，并构建特征工程，然后使用机器学习模型预测单篇论文是否会被临床引用。最终，其训练的随机森林模型取得了最优效果，F1 分数和准确率分别达到了 0.56 和 0.84。该研究与生物医学论文的临床转化分析直接相关，对相关研究的推进具有积极作用。然而转化潜能的预测虽然取得了一定的效果，但仍有较大的提升空间：（2）该研究的特征基本全部依赖于 MeSH 词，难以对新近发表的论文进行分析；（2）缺乏对论文转化潜能的机理和影响因素的全面、深入的分析；（3）特征的选择上过于单一，而忽略了其他维度，如论文内容（实体层面、论文层面）、引用信息（引用网络、引用强度、参考文献内容等）和其他因素（作者因素、合作因素、基金因素、期刊因素等）；（4）在预测效果上，F1 分数和准确率都还有很大提升空间和必要；（5）仅仅分析了论文是否会被临床引用，而没有考虑引用次数的多少；（6）没有探讨论文的转化潜能与论文引用之间的关系。

综上所述，基于引用的生物医学论文转化情况分析，是生物医学论文研究等级划分研究的发展和延续。早期大部分的研究目的和焦点，与生物医学论文等级划分一样，也聚焦在具体的某个研究主题或领域，而不是单篇论文。研究的方法基础和重点与文献计量学、情报学等领域有较多的重合，主要探索某个特定生物医学领域的知识结构、知识流动以及领域发展态势等。Hutchins 等的研究虽然开始关注单篇论文的转化情况，但是研究还处于比较初步阶段，在理论、方法和实验效果等各个方面都亟待提升。

（三）其他相关研究

少数学者还利用专利和论文之间的关联或引用关系，展开了一系列与生物医学论文临床转化分析相关的研究。例如，Carpenter 等（2011）对基础研究类论文和专利之间进行了链接分析，发现专利 90% 的参考文献均是期刊类论文，包括基础类研究和应用类研究。Morris 等（2011）利用药物的专利技术与药物在文献记录中的关联来量化药物的转化时滞。Du 等（2019）使用一种基于"药物—专利—论文—基金"反向追溯的链接分析方法，来测度药物转化研究中的知识流动。但是，有的学者对使用专利引用代表临床转化的合理性表示了质疑。此外，Ma 等（2019）利用技术挖掘的方法从 PubMed 论文摘要中抽取转化标志物，在此基础上，设计了 9 个转化指标，并以金纳米结构技术（一种药物传输材料）为例，进行了转化机会分析的案例研究。Ke（2020）选取 PubMed 中的 500 多万篇论文为例，对基础研究类论文和临床研究类论文的引用分布情况进行了系统分析，发现临床研究类论文的平均被引量远少于基础类论文，且临床研究类的被引量分布更加离散。

三　生物医学知识图谱研究

知识图谱（Knowledge Graph），在 2012 年由 Google 最早提出并应用于搜索引擎[1]。知识图谱一般被理解为是对人类知识表示和管理的一种方式；其本质上是一个复杂网络，其中的节点表示多种实体，边则表示实体之间的关联关系（李涓子和侯磊，2017）。生物医学知识图谱，指把以结构化或非结构化形式存在的海量生物医学数据，通过知识抽取和知识融合而形成的知识图谱（Li et al.，2020）。目前有关生物医学知识图谱的研究，主要集中在相关数据资源、构建的关键方法两个方面。

（一）生物医学知识图谱的相关数据资源

生物医学数据资源是生物医学知识图谱构建的数据基础，主要包括两大类：文献和本体。目前收录生物医学文献最广、质量最权威的数据

---

[1]　Amit Singhal. Introducing the Knowledge graph：things，not strings. https：//googleblog. blogspot. com/2012/05/introducing-knowledge-graph-things-not. html.

库，是美国国立医学馆负责的 MEDLINE①。MEDLINE 中最早的文献可追溯到 1781 年，截至 2020 年，其文献总量已经超过了 3000 万，包括近 6，000 种生物医学相关的期刊或会议。MEDLINE 的文献数据可以通过 PubMed 搜索引擎②、网络 API③ 和 FTP 文件服务④等方式免费获取和调用。MEDLINE 的大部分文献都被专家基于受控词表（MeSH）进行了标引，且部分文献与多个数据集和本体库如 Clinicaltrials. gov⑤、Drug-Bank⑥、PubChem⑦ 等相互关联。除了 MEDLINE 之外，Web of Science 和 Scopus 等学术数据库也有专门的生物医学学科类别。但与 MEDLINE 相比，这些数据库中的文献数据无法免费获取，且没有主题词标引和外部本体链接。

生物医学本体是对生物医学领域存在的概念或实体及其属性和关联关系的形式化表达。生物医学领域的本体资源十分丰富，典型的代表有：医学主题词表（Medical Subject Headings，MeSH）、系统化临床术语概念本体（Systemized Nomenclature of Medicine-Clinical Terms，SNOMED CT）⑧、疾病本体（Disease Ontology，DO）⑨、基因本体（Gene Ontology，GO）⑩、药物本体 DrugBank 和 PubChem、药物副作用本体 SIDER⑪ 和蛋白质本体 PRO⑫ 等。这些本体涉及疾病、药物、副作用、蛋白质、解剖结构、生物通路以及物种等生物医学领域实体，并对这些实体之间的概念关系（如上下位关系、从属关系）、学术关系（共现关系、引用关系、共被引关系等）和生物医学关系（药物—疾病的

① MEDLINE. https：//www. nlm. nih. gov/bsd/medline. html.
② PubMed. https：//pubmed. ncbi. nlm. nih. gov/.
③ Entrez Programming Utilities Help. https：//www. ncbi. nlm. nih. gov/books/NBK25501/.
④ PubMed User Guide. https：//pubmed. ncbi. nlm. nih. gov/help/#download-pubmed-data.
⑤ Clinical Trials. https：//www. clinicaltrials. gov/.
⑥ Drug Bank. https：//go. drugbank. com/.
⑦ Pub Chem. https：//pubchem. ncbi. nlm. nih. gov/.
⑧ SNOMED CT. https：//www. snomed. org/.
⑨ Disease Ontology. https：//disease-ontology. org/.
⑩ GENE Ontology. http：//geneontology. org/.
⑪ SIDER4. 1. http：//sideeffects. embl. de/.
⑫ Protein Ontology. https：//proconsortium. org/.

治疗关系、基因—蛋白质的表达关系、蛋白质—蛋白质的交互关系等）进行了描述。生物医学本体与生物医学知识图谱关系密切：首先，许多生物医学知识图谱，如 Chem2Bio2RDF（Chen et al.，2010）、SIDER等，都是基于本体构建的；同时，很多生物医学本体也可以被视为生物医学知识图谱。其次，生物医学本体被广泛地应用于生物医学知识图谱的构建，例如，概念本体 MeSH、SNOMED-CT 等被广泛地应用于基于词典的生物医学实体和实体关系的抽取和消歧（Lee et al.，2019）；SIDER、PubChem 等本体知识库则被融合进多个生物医学知识图谱中（Chen et al.，2010；Xu et al.，2020）。

（二）生物医学知识图谱构建的关键方法

生物医学知识图谱构建的关键方法主要包括知识抽取和知识融合。

知识抽取指利用手工、半自动化或自动化的方法从生物医学数据中抽取实体、实体关系等，以形成生物医学知识表示的基础（Fan et al.，2012）。早期的人工抽取和半自动化方式，一般依据预先制定的规则模板（李信等，2017）；随着大数据时代的到来，和自然语言处理、机器学习等技术的兴起，自动化的知识抽取已经成为生物医学知识抽取的主流。

目前，较为成熟的生物医学实体抽取（也称实体识别）方法主要有：基于词典匹配的方法和基于机器学习的方法。基于词典匹配的方法，通过构建生物医学实体词典，利用字符串匹配或正则表达式等从文本中自动抽取生物医学实体。由于一个实体存在多种变体，因此词典的构建是关键（Ding，2013）。MeSH、CHV（Consumer Health Vocabulary）[①]、ULMS（United Medical Language System）[②] 等高质量、权威医学受控词表以及 DO、GO 等事实本体知识库是词典构建的重要来源之一（Zeng and Tse，2006）。同时，自然语言处理方法（如条件随机场和隐马尔可夫链）、深度学习方法（如语言模型、词嵌入）等也被用于生物

---

① CHV（Consumer Health Vocabulary）. https：//www. nlm. nih. gov/research/umls/sourcereleasedocs/current/CHV/index. html.

② UMLS（Unified Medical Language System）. https：//www. nlm. nih. gov/research/umls/index. html.

医学领域术语词典的自动构建（Sachan et al.，2018）。此外，基于词典匹配的方法，往往需要将全词典和文本的字符串逐一比对，具有较大的时间和空间复杂度；为了提升速度、节约资源，Lucene 和 Elasticsearch 等高性能全文索引和搜索工具被研究者广泛用于实体抽取系统的搭建（Lee et al.，2016）。

基于机器学习的方法，则把生物医学实体抽取任务转化为一个多分类或排序或序列比对问题。该方法首先对文本进行分词、去停用词等自然语言方法，得到候选实体词。然后，提取和计算各个实体词的各方面特征（如位置、词法、句法、语义、语用等特征），构建特征工程，选取合适的机器学习算法，进行训练，得到并优化模型。最后，进行实体类别预测，根据预先设定的类别域中各个类别概率的高低，确定最后的抽取结果。一般来说，基于词典的方法在准确性和可靠性上优于基于机器学习的方法，但是难以解决"未登录词"的问题（Wang et al.，2018）。近期，深度学习和自然语言处理相结合的方法，为生物实体抽取提供了新的思路，例如预训练语言模型 BERT、循环神经网络 LSTM、词向量 ELMo 等，均取得了 90% 以上的 F1 分数（Lample et al.，2016；Lee et al.，2019；Peng et al.，2019）。

关系抽取方面，最常见的方法是基于实体的共现（Co-occurrence）关系。当两个实体在一个生物医学文本中共同出现的时候，一般认为这两个实体有较大可能具有关联，且共现的次数越多，这种关联越强（Rotmensch et al.，2017）。其次，生物医学实体之间的生物医学关系，例如，药物与疾病之间治疗与被治疗的关系、蛋白质与蛋白质之间的交互关系、药物和副作用之间的引起和被引起关系等，也是生物医学知识图谱中的重要关系（Du and Li，2020）。目前，链接预测、知识表示和推理、本体交叉映射等方法被相继用于实体生物医学关系的预测和抽取（Chen et al.，2010；Liang et al.，2019）。在文献计量领域，文献之间的引用关系，也被拓展到实体之间的引用关系，并被用来测量生物医学实体的领域和学术影响力（Ding et al.，2013；Li et al.，2020）。此外，除了生物医学实体之间的关系，生物医学实体与其他实体（如文献的作者、作者的机构等）的各种其他关系也被抽取并进行整合，以丰富生物医学知识图谱的语义内容（Xu et al.，2020）。

知识融合的定义是将知识图谱的多源、杂乱的知识进行整理融合，删除冗余知识、重复知识或添加新知识，即实现生物医学知识图谱中的知识在统一框架的规范和更新（李广建和罗立群，2020）。知识融合主要涉及的方法技术，包括实体消歧（Kim et al.，2019）、关系推演和实体链接（陆伟和武川，2015）等。其中实体消歧和实体链接可以对来自不同数据来源、不同数据标准的生物医学实体进行对齐和规范化，从而保证知识图谱中的知识的一致性；而关系推演则可以进行基于现有的知识图谱，进行隐含知识发现，从而实现对现有知识图谱内容的补充和扩展。

四　研究现状述评

从上述调研结果可以发现，国外在生物医学论文临床转化分析，特别是学术大数据背景下的快速、合理分析，仍然处在起步阶段。而国内还没有关于该主题的直接研究成果，仅有几篇综述文章对国外的相关研究进行了介绍和述评。国外学者围绕转化医学的概念和模型、转化医学研究的评估和生物医学知识图谱等方面，已经取得了较为丰富的研究成果，为本书的研究提供了理论和方法基础。

目前，学术界对转化医学的概念尚无定论。不同领域的学者对转化医学有不同的理解，并相应地提出了不同的转化医学模型。转化医学概念的模糊性、转化医学模型的多样性等现状，直接导致了生物医学论文临床转化分析的复杂性。同时，丰富的转化医学定义和模型，也为生物医学论文临床价值的概念界定、显现机理和临床转化分析理论研究提供了参考。

在对转化医学研究进行微观层面的评估时，国外学者已经开始从论文层面对转化医学研究的绩效进行定量化评估，出现了一些与本书比较相关的研究工作。但整体来看，已有的研究工作数量很少，也存在一些局限性：

（1）现有的研究工作大多将生物医学论文，简单粗暴地划分为离散的几种研究类型或研究等级，而同一等级或类型中的多篇论文之间无法进行比较。

（2）现有的分析或预测方法主要依赖于人工标引的医学主题词（MeSH）。然而，随着生物医学论文的爆炸式增长，相当一部分的论文都没有被及时标引，且非 PubMed 数据库的生物医学论文均没有 MeSH 词。因此，这些方法难以对全部论文进行及时的分析。此外，从相关研究的结果来看，现有方法的性能和效果都还有待提高，难以应用于实际情境下的海量生物医学论文的临床转化分析。

（3）现有的研究成果的目的主要是对某个研究领域或者主题的临床转化绩效和情况进行评估，对于单篇学术论文的临床转化分析研究还极少，也没有深入探讨生物医学论文临床价值的显现机理。学者们根据自己对转化医学和知识流动等的不同理解，初步提出了一些分析方法，但缺乏一个统一、完整的学术论文临床转化分析理论和方法框架。

在生物医学知识图谱方面，国内外相关的研究和实践较多。通过对已有研究成果的剖析可知，知识图谱是突破传统数据分析技术瓶颈的重要手段和技术，尤其适用于大数据环境。目前生物医学知识图谱构建的数据资源丰富。同时，深度学习和自然语言处理等领域的发展，为生物医学知识图谱的构建提供了高效、可靠的技术解决方案。但是，目前还没有直接将知识图谱应用于生物医学论文的临床转化分析的研究工作。

第三节　研究目的、研究框架和研究方法

一　研究目的

本书拟研究生物医学论文临床转分析的理论和方法，并进行验证性应用，为缩短生物医学研究成果的转化时滞、提高转化成功率等提供有益的参考。因此，本书的研究目的主要包括以下三个方面。

（一）提出生物医学论文临床转化分析的指标

生物医学论文的临床转化情况是其临床价值的直接体现。因此，本书将从生物医学论文的临床转化过程视角出发，分析其临床价值的显现机理。基于此，本书将提出生物医学论文临床转化分析的指标，并从多个维度对各个指标的影响因素进行分析。

（二）提出生物医学论文临床转化分析的方法框架，并进行方法实现和实证研究

在理论分析的指导下，本书提出基于知识图谱和表示学习的论文转化位置计算方法、基于知识图谱与多特征融合的转化概率和转化强度预测方法，以及基于实际科研问题的验证性应用方法。其中，知识图谱是本书研究的数据基础和方法基础。本书针对全部 PubMed 文献进行实体抽取、消歧和关联，构建一个生物医学领域的实体知识图谱。基于提出的方法框架，本书拟从 PubMed 中选取合适的数据，进行学术论文临床转化分析的具体实验和评估。

（三）对生物医学论文临床转化分析的理论和方法进行验证性应用

本书拟选取药物研发、学术论文评价和学术搜索三个实际的科研问题，来对本书提出的论文临床转化分析理论和方法的可用性进行验证，并展示生物医学论文临床转化分析在实际场景和科研问题中的应用价值和前景。

二 研究框架

本书的研究框架规划如图 0 - 3 所示，主要包括理论研究、方法与实证、应用研究和总结优化四个模块。各个模块的具体内容如下。

（一）理论研究

要进行生物医学论文的临床转化分析，首先需要明确界定生物医学论文临床转化的定义。本书认为生物医学论文的临床转化情况是其临床价值的直接体现。然而，生物医学论文的临床转化受到复杂因素的影响，临床价值越高，其临床转化情况不一定越好。这使得生物医学论文的临床转化分析复杂化。为了实现生物医学论文临床转化情况的合理分析，本书将对学术论文的临床价值显现机理进行深入分析。一方面，从转化医学的过程模型和转化三角理论出发，学术论文的内容越接近临床科学，即在生物医学"转化轴"上的相对位置（转化位置）越倾向于临床科学，则越容易被临床科学家注意和使用，从而具有更好的临床转化情况。另一方面，从知识转化和知识流动的视角出发，临床转化的过程可视为一篇论文被临床类论文引用的过程。那么，学术论文临床转化

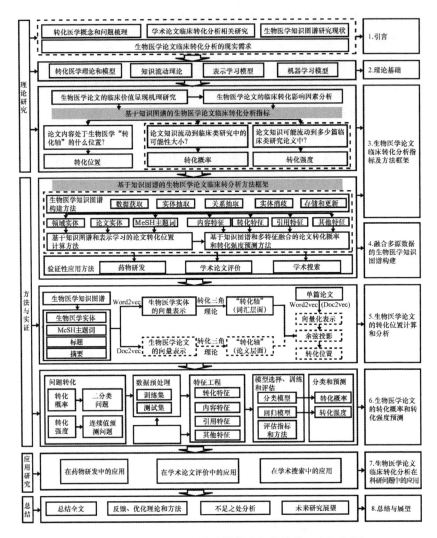

图 0–3　生物医学论文临床转化分析的整体研究框架图

情况的好坏，则体现在临床引用可能性大小（概率）和临床引用量的多少（强度）上。因此，生物医学论文的临床转化可以通过"转化位置""转化概率"和"转化强度"三个量化指标来进行分析，且这三者的数值与论文本身的内容、论文发表后的引用信息以及论文的作者、国家、合作情况等因素密切相关。基于此，本书拟考虑兼具理论性和操作性的生物医学论文临床转化分析的指标。

（二）方法与实证

在理论研究的基础上，本书提出了基于知识图谱和多特征融合的生物医学论文临床转化分析的方法框架，并进行方法实现和实证研究。包括转化位置计算、转化概率和转化强度预测、知识图谱构建和验证性应用四个模块。具体地，针对转化位置，提出基于知识图谱和表示学习的转化位置计算方法，并从论文和实体两个层面分别进行实现。在此基础上计算得到 PubMed 中全部生物医学论文转化位置的值，并从整体、时间和主题三个视角，对生物医学论文转化位置的有关规律进行揭示。针对转化概率和转化强度，提出基于知识图谱和多特征融合的转化概率和转化强度预测方法，分别从分类和回归的视角，利用机器学习模型进行方法实现，并进行效果评估。生物医学知识图谱是上述两个主体方法的数据基础和方法基础。本书在 PubMed 的基础上，提出融合多源数据的生物医学知识图谱构建方法。本书将在药物研发、学术论文评价和学术搜索三个科研问题中，设计具体的应用方法和指标，来检验本书提出的理论和方法的正确性和有用性，并进一步加深对生物医学论文临床转化原理和过程的认知和理解。

（三）应用研究

应用研究是验证性应用方法在药物研发、学术论文评价和学术搜索三个科研问题或场景中的具体实现。在药物研发中，主要探索提出的三个转化指标在药物研发过程中的变化，与药物研发结果的关系，以及基于药物相关论文临床转化分析的药物研发结果预测模型的构建。在学术论文评价中，深入分析三个转化指标之间，以及它们与经典的学术论文评价指标——"论文引用量"之间的关系。基于此，探索生物医学论文临床转化分析作为传统学术论文评价的补充和辅助的可能性。在学术搜索中，从考虑用户查询意图的学术搜索、学术论文的格式化检索和生物医学专家检索三个方面，展示生物医学论文临床转化分析在学术搜索中的应用价值和前景。

（四）总结优化

最后，本书将对理论研究、方法与实证和验证性应用的过程和结果进行总结和分析，并进行反馈和优化。进一步分析本书的不足之处，并提出未来可能的研究点。

三 研究方法

（一）文献调研法

本书对相关的国内外研究现状、存在的问题和相关理论基础，进行了广泛的文献调研。在此基础上，对生物医学论文的临床价值显现机理和影响因素进行分析、整理，为生物医学论文临床转化分析的理论和方法研究提供了较好的理论依据和文献支持。

（二）表示学习方法

本书利用 Word2vec 对生物医学实体进行向量化表示，从实体层面模拟生物医学"转化轴"和单篇论文的研究内容，实现了实体层面的转化位置计算。利用 Doc2vec 对生物医学论文进行向量化表示，并从论文层面模拟生物医学"转化轴"，实现论文层面的转化位置计算。

（三）机器学习方法

本书利用机器学习分类和预测算法，对生物医学论文的转化概率、转化强度以及药物研发结果进行预测。

（四）统计分析和对比分析方法

本书使用统计分析方法对不同学科领域研究的临床转化情况进行历时对比分析，并使用相关性系数对论文转化位置、转化概率、转化强度和论文引用量之间的关系进行分析。

第四节　研究创新点与章节安排

一 创新之处

（一）理论创新

对生物医学论文的临床价值进行定义，并从转化过程视角探讨了生物医学论文的临床价值显现机理。基于此提出了"转化位置""转化概率"和"转化强度"三个生物医学论文的临床转化分析指标和一个基于知识图谱的生物医学论文临床转化分析的方法框架。此外还融合多源数据，构建了一个包含约 493 万实体和约 19 亿实体关系对的生物医学知识图谱。

（二）方法创新

针对转化位置，提出了一种基于知识图谱和表示学习的生物医学论文转化位置计算方法，并从实体和论文两个层面实现。在 PubMed 论文集上的实验证明，两个层面的方法均具有较好的一致性、可靠性和可操作性。进一步从整体、时间和主题三个维度出发，深入分析了生物医学论文转化位置的分布规律、演化和变迁规律以及与科研主题之间的关系。针对转化概率和转化强度，提出了一种基于知识图谱和多特征融合的生物医学论文转化概率和转化强度预测方法。其中，转化概率的预测效果与同类方法相比，在 F1 分数和 AUC-ROC 值上分别提升了 49.18%和 13.93%，发现参考文献维度的特征对预测模型的重要性最大（但在之前相关的研究中未被考虑）。针对转化强度，提出了将转化强度计算转化为回归问题的新思路。

（三）应用创新

进一步揭示了转化位置、转化概率和转化强度三者之间的关系，以及这三者与论文引用量之间的关系，提出了将生物医学论文临床转化分析的理论和方法作为传统学术论文评价的一种补充或辅助。定量探索了三个转化指标在药物研发成功（或失败）前后的变化规律，构建和实现了基于论文临床转化分析的药物研发结果预测模型。

二 章节安排

本书由八个章节组成，第三章提出生物医学论文临床转化分析指标及方法框架，第四章构建生物医学领域知识图谱，第五章和第六章分别对论文的转化位置、转化概率和转化强度进行计算、预测和分析，第七章是本书理论和方法分别在三个实际科研问题中的验证和应用。具体地，每一章的安排如下。

第一章，绪论。介绍本书研究的选题背景、研究意义和国内外相关研究现状，概述本书的研究目的、研究框架、研究方法以及章节安排等。

第二章，相关概念和理论基础。阐述与本书相关的概念和理论模型，包括生物医学论文的定义和类别、转化医学模型、知识流动与知识转化理论、表示学习模型和机器学习模型，为后文的研究提供理论依据。

第三章，生物医学论文临床转化分析指标及方法框架。研究并界定生物医学论文的临床价值显现机理和影响因素，提出学术论文临床转化分析的指标和整体方法框架，为后文的研究提供理论和方法指导。

第四章，融合多源数据的生物医学知识图谱构建。融合论文、引用项目、作者消歧等数据集，完成生物医学知识图谱的构建，为后文的研究提供数据基础和方法基础。

第五章，生物医学论文的转化位置计算和分析。在理论和方法框架的指导下，分别从实体层面和论文层面模拟生物医学"转化轴"，计算 PubMed 全部论文的转化位置，并从整体、时间和主题维度探讨生物医学论文的分布规律、演化规律和主题相关性。

第六章，生物医学论文的转化概率和转化强度预测。从待预测论文、施引论文和参考文献三个维度，融合转化位置、论文内容特征、引用特征和其他特征，利用机器学习方法和模型，进行转化概率和转化强度的预测研究。

第七章，生物医学论文临床转化分析在科研问题中的应用。在药物研发、学术论文评价和学术搜索三个科研问题中，验证和展示生物医学论文临床转化分析的应用价值和前景。

第八章，对本书研究内容进行整体总结，进行反馈优化，并指出本书研究的不足之处和未来可能的研究点。

第一章　相关概念和理论基础

第一节　生物医学论文

一　生物医学论文的定义和类别

本书的研究对象是生物医学论文。

生物医学论文是生物医学研究（Biomedical Research）成果的主要表现形式之一，是对研究对象进行观察、实验和总结的具有创新见解或发现的科学记录①。生物医学论文属于学术论文，一般发表于期刊或会议上，用于科学知识传播与交流。在结构上，一篇生物医学论文包括标题、作者、摘要、关键词、正文（前言、方法、结果、结论）、参考文献、作者贡献说明等元素。

根据不同的依据，生物医学论文可以被划分为不同的类别。

根据文献类型，生物医学论文可以分为综述（Review）、期刊论文（Journal article）、会议论文（Conference paper）、临床指南（Clinical guideline）、临床试验（Clinical trials）以及临床报告（Case report）等。据统计，论文检索系统 PubMed 一共收录有 71 种文献类型的生物医学论文。

根据研究的生物对象，生物医学论文可以分为与人类相关的（Human-related）论文、与动物相关的（Animal-related）论文和与细胞/分子相关的（Cell/Molecular-related）论文。其中，每一种类别又可以进

---

① 国家标准 GB7713 - 87：科学技术报告、学位论文和学术论文的编写格式。http：//www. cwu. edu. cn/yjsc/docs//2020-10/1b44d46eef5f42719f02e1fcd3d6d210. doc

行细分。例如，与人类相关的研究可以进一步分为与男人相关、与女人相关、与孕妇相关、与老人相关、与艾滋病感染者相关、与抽烟者相关，等等。与动物相关的论文可以细分为与哺乳动物相关、与两栖动物相关、与猫科动物相关，等等。

根据论文的研究层次，生物医学论文可以分为基础生物医学研究论文（Basic research paper）、转化医学论文（Translational research paper）和临床研究论文（Clinical research paper）。基础生物医学研究的研究层次最低，主要集中在组织、细胞或分子层面，其目的是认识生命体的形态、生理及生化等生命规律。临床研究论文的研究层次最高，一般指在临床环境下以人体为研究对象所进行的临床试验或在人群中进行的广泛干预性研究等，其目的是治愈疾病，提升人类寿命，以及最大化健康效益。转化医学研究则处于前两者之间，致力于加快基础生物医学研究成果到临床实践中的应用。

根据研究的目的，生物医学论文也可以被分为多个类别。例如，在PubMed 系统中将有关新冠肺炎的研究论文根据其研究目的不同分为 8 个类别：一般（General）、机制（Mechanism）、传播（Transmission）、诊断（Diagnosis）、治疗（Treatment）、预防（Prevention）、临床报告（Case Report）和预测（Forecasting）。此外，PubMed 还将与新冠肺炎相关的临床研究分为 5 个类别：疗法（Therapy）、临床预测指南（Clinical prediction guides）、诊断（Diagnosis）、病因学（Etiology）和预后（Prognosis）。

此外，生物医学论文也可以按一般学术论文的分类标准进行划分。例如，按照论文的被引次数分为高被引、低被引和零被引论文，按照论文作者数量划分为独作论文和合作论文。

生物医学论文的类型与本书研究紧密相关。首先，基于临床转化视角的生物医学论文分类（Narin et al. , 1976；Weber，2013），是相关领域有关生物医学论文临床转化分析的早期探索，为本书的研究提供了基础和参考。其次，生物医学论文的分类是本书对转化位置计算方法进行检验的一个重要标准，详见第五章。此外，临床类论文包括临床实践指南或临床试验论文也是本书进行转化概率和转化强度分析的基础，详见第六章。

二　生物医学论文的特征

生物医学论文具有一般学术论文的特征，包括创新性、科学性（索传军和盖双双，2018）、规范性、可读性（陈练文等，2018）等。同时，生物医学论文在语言、结构、开放获取等方面还有其自身的独特性。这些特点也为本书研究提供了研究线索和研究基础。

（一）生物医学论文的语言具有用词专业性强、拼写复杂的特点

由于生物医学论文常常涉及生物化学、生理、病理以及药物等领域的专业术语，这些术语具有一词多形、拼写难、音节长、词缀复杂等特点，且很多医学术语多来源于古拉丁文或希腊文。例如，心肌病"cardiomyopathy"中"cardio"和"myo"为希腊语词根。再如，药物阿司匹林的名称有几十种之多，包含商品名、化学名、学名、MeSH 主题词等，如"aspirin""acetylsalicylic acid""acylpyrin""colfarit""dispril""ecotrin"等均是阿司匹林的同义词。同时，有些词汇在生物医学论文和日常英语中所表达的语义差别较大。例如，词汇"arrest"在日常英语中指"逮捕"，而在生物医学论文中往往指"心脏骤停"。词汇"pupil"在日常英语中指"学生"，而在生物医学论文中多指"瞳孔"。生物医学论文语言的这些特点也造成了阅读、检索、自然语言处理等活动的难度。为了减少医学术语复杂性带来的不便，医学领域研发了 MeSH 词表、UMLS 统一医学语言系统以及 CVS 消费者医学词典等丰富的术语体系，这些词典资源本身也成为生物医学论文语言方面的特点之一。

（二）生物医学论文在论文结构和类型上也有其独特的特点

首先，在论文结构上，生物医学论文较之其他领域更为统一规范：几乎所有国际论文都遵循温哥华格式。1978 年，来自美国、英国和加拿大的生物医学期刊的编辑聚集在加拿大温哥华起草和发布了著名的温哥华宣言（Vancouver Declaration），对统一生物医学论文的格式作出了具体的要求，即"温哥华格式"。在宣言的基础上，参会者进一步成立了国际医学期刊编辑学会，其英文名为"International Committee of Medical Journal Editors"，简称 ICMJE①。我国学术论文编写格式标准（GB7713-87）和温哥华格式基本一致。其次，在论文类型上，生物医学论文的类型远比其他领域丰富，除了综述、期刊论文、会议论文等常见的类型外，生物医学论文的类型还包括元分析论文（Meta-analysis）、临床报告论文（Case reports）、随机对照试验论文（Randomized controlled trials）、临床会议论文（Clinical conference）、临床试验论文（Clinical trials）以及临床指南（Clinical guideline）等。

（三）生物医学论文走在开放获取的最前列

早在 2000 年时，美国国立卫生院（NIH）和国立医学图书馆（NLM）就成立了生物医学期刊全文免费数据库 PubMed Central（PMC）②。成立之初，PMC 仅收录了美国科学院院刊（PNAS：Proceedings of the National Academy of Sciences）和细胞分子生物学（Molecular Biology of the Cell）两本期刊。目前，PMC 在美国国家生物技术信息中心（National Center for Biotechnology Information，NCBI）负责开发和维护下，已经收录了几千种期刊发表的从 1700 年开始至今 300 年间的 600 多万篇生物医学论文的全文。据统计，PMC 每周的访问量高达 340 万余次。同时，著名的生物医学文摘数据库 PubMed 也对用户完全免费，提供有 3000 多万篇生物医学论文的标题、摘要、作者等丰富的元数据。为了方便用户访问和使用这些数据，美国国立医学图书馆还设置了专门的专家团队，在 PubMed 和 PubMed Central 的基础上开发了多个实用工具和资源，包括 MeSH 词的标引、批量下载 API、生物医学文本挖掘数据集、相关数据库链接等。除此之外，世界卫生组织③、英国惠康基金会（Wellcome Trust）④、欧洲医学研究会（European Medical Research Councils，EMRC）⑤ 等国际组织先后发布了有关生物医学领域的开放获

① International Committee of Medical Journal Editors. http：//www. icmje. org/.
② PubMed Central. https：//www. ncbi. nlm. nih. gov/pmc.
③ WHO Policy on Open Access. https：//www. who. int/about/policies/publishing/open-access.
④ Wellcome Open access policy. https：//wellcome. org/grant-funding/guidance/open-access-guidance/open-access-policy.
⑤ UK Research and Innovation. Open access policy. https：//mrc. ukri. org/research/policies-and-guidance-for-researchers/open-access-policy/.

取规定。截至目前，中国科技期刊开放获取平台①收录的生物医学期刊已经达到 200 本，数量远高于其他学科领域。海量的开发获取资源为本书研究提供了丰富的数据基础。

第二节 转化医学模型

转化医学模型指对转化医学的任务、过程、规律和机制等方面的抽象表征。根据研究目的和对转化医学的理解，不同的学者对转化医学模型相关问题从不同的视角进行了探讨，其中影响力最大、应用最广泛的是转化医学的1T 模型和生物医学三角模型。本书将依据转化医学的1T 模型和生物医学三角模型构建生物医学论文的临床转化分析指标和方法框架。

一 转化医学 T 模型

转化医学的 T 模型又称转化医学的过程模型。

根据转化过程的阶段划分不同，转化医学的 T 模型可以分为 1T、2T、3T、4T 模型，如图 1 – 1 所示。目前，研究最为广泛、被应用最多的是 1T 模型，也称为 B2B 模型（Bench to Bedside）。在 1T 模型中，转化医学被抽象为从实验台到病床的过程，即将基础科学研究的成果转化为人类疾病和健康有益的应用。在生物医学领域，由于职称考核制度、学科代沟与科研资源分配政策等原因，基础科学研究人员往往聚焦于基础发现研究，而临床科学家则忙于与病人相关的临床研究与实践。两者缺乏沟通交流，导致基础科学的研究成果很少能成功转化为临床实践的有效应用。这一现象被学者称为生物医学领域的"死亡之谷"（the Valley of Death）。1T 模型认为转化医学的主要任务便是跨越这一死亡之谷。2T 模型是对 1T 模型的继承与发展，由 Sung 等（2003）首次提出。其将转化医学抽象为两个阶段（T1 和 T2）：在 T1 阶段，转化医学致力于推进基础生物医学的研究发现进入与人类相关的临床试验；在

---

① 中国科技期刊开放获取平台。http：//www. coaj. cn/introduction/index. jhtml.

T2 阶段，转化医学的目标则是将临床试验中得到新的临床知识转化为临床实践或健康决策，进而达到促进人群健康的效果。

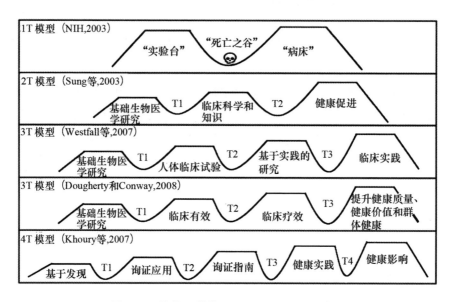

图1-1 转化医学的1T、2T、3T和4T模型

Westfall 等（2007）首次提出转化医学的 3T 模型。与 2T 模型相比，3T 模型具有相同的 T1 阶段（从基础科学研究到人体临床试验）和转化终点（临床实践）。但 Westfall 等更加强调基于实践的研究（Practice-based Research），将 2T 模型中的 T2 阶段以"给予实践的研究"一分为二：（1）新的 T2 阶段，从人体临床实践到基于实践的研究，包括临床指南的开发、Meta 分析和系统综述；（2）T3 阶段，从基于实践的研究到临床实践，重点是实践研究成果的推广和实施。Dougherty 和 Conway（2008）认为转化医学研究应该强调健康质量、健康价值和群体健康的提升，基于此，他们提出了另外一种 3T 模型：（1）T1 阶段，从基础医学研究到临床研究的有效性，包括临床前研究、动物研究、第一阶段和第二阶段临床试验。（2）T2 阶段，从临床研究的有效性（Clinical Efficacy）到具有临床疗效（Clinical Effectiveness），主要重点是第三阶和第四阶段临床试验、临床指南研究等。（3）T3 阶段，从临床疗效到健康质量、健康价值和群体健康的提升。该模型第一次突破了之前转化医学模型以临床实践为终点的局限性，将转化医学的目标与群体健康、疾病预防和卫生经济政策整合起来。

人类基因组计划自 1990 年启动到 2003 年宣布测序完成以来，投资巨大、规模宏大，然而，这一计划得到的基因基础研究结果极少被成功转化为对人类健康和公共卫生有用的应用或政策。在这一背景下，Khoury 等（2007）首次提出转化医学的 4T 模型。具体内容为：（1）T1 阶段，从基因发现（Gene Discovery）到健康应用（Health Application）；（2）T2 阶段，从健康应用到循证指南（Evidence-based Guideline）；（3）T3 阶段，从循证指南到健康实践（Health Practice）；（4）T4 阶段，从健康实践到健康影响（Health Impact）。Khoury 等的 4T 模型与 Dougherty 和 Conway 的 3T 转化模型的转化终点大致相同，但是在 T2 和 T3 阶段两者有重叠也有不同。由于 Khoury 等的 4T 模型是在基因转化的背景下提出的，因此它更强调与基因相关的转化研究过程，如基因发现、循证基因组学等。

目前，1T 模型由于具有较强的操作性，且定义简单明确，被广泛地应用于与转化医学相关的量化研究，例如，转化医学研究绩效的定量评价、转化进展的预测等。除 1T 模型外，3T 模型由于对转化医学的抽象具有普适性，且较为全面完整，能较好地阐释转化医学的过程和内涵，因此被大量应用于各个医学科学领域（如癌症学、公共卫生、慢性病等）中，进行相关政策工具的制定、循证指南的编写以及转化实践的宏观指导等工作。

二 转化医学三角理论

生物医学三角模型（The Triangle of Biomedicine）由哈佛医学院的 Weber（2013）首次提出，该模型从生物医学文献的层面揭示转化医学的内涵、过程和状态。首先，Weber 认为生物医学研究的转化类型和转化状态可以由发表论文的研究内容体现，而生物医学论文的研究内容可以通过美国国立医学图书馆的工作人员标引的医学主题词（Medical

Subject Headings，MeSH）的类型组合反映出来。其次，基础生物医学研究可以认为是在动物、分子或细胞层面的研究，而临床研究则可认为是与人类有关的研究。动物、分子或细胞和人类这三个研究层面刚好可以对应到医学主题词表中不同的主题词类别，具体的对应关系为：（1）MeSH编码以 A11（细胞）、B02（古细菌）、B03（细菌）、B04（病毒）、G02.111.570（分子结构）或 G02.149（化学过程）开头的 MeSH 词为分子/细胞（C）类主题词；（2）MeSH 编码以 M01（个人）或 B01.050.150.900.649.801.400.112.400.400（人类）开头的 MeSH 词对应为人类（H）类主题词；（3）MeSH 编码以 B01（真核生物）除去 B01.050.150.900.649.801.400.112.400.400（人类）开头的 MeSH 词以外为动物（A）类主题词[①]。一篇生物医学论文通常被标有一个或者多个 MeSH 主题词，因此，根据 MeSH 主题词的类别，生物医学论文可以被划分为 A、C、H、AC、AH、CH、ACH 七种类型。其中，A、C 和 AC 属于基础研究，H 属于临床研究，而 AH、CH 和 ACH 则处于两者之间。

Weber 提出的转化医学三角模型的数学描述如下（如图 1-2 所示）：在笛卡尔坐标系中，转化医学三角模型可以用一个正三角形表示。正三角形的每个顶点距离坐标系原点的距离均为 1，其中，顶点 A（动物研究）的坐标为（$-\mathrm{sqrt}(3)/2$，$-1/2$），顶点 C（细胞或分子研究）的坐标为（0，1），顶点 H（临床研究）的坐标为（$\mathrm{sqrt}(3)/2$，$-1/2$）。Sqrt 代表根号的含义。边 AC、AH、CH 分别是正三角形三条边的中点，而点 ACH 则位于坐标系的原点（0，0）。所有的生物医学文献被分为 7 类，分别位于顶点、中心和边的中点。同时，Weber 定义 AC 边为基础研究，H 顶点为临床研究，进而从 AC 边的中点指向 H 顶点的箭头为"转化轴"。基于此，Weber（2013）将文献集合及其施引文献朝向 H 角的运动，即生物医学研究沿着"转化轴"的演进，理解为转化医学的动态过程，即从基础研究向临床研究的转化。

Weber 的转化医学三角模型只考虑到了文献主题的类型（即 MeSH

---

① 由于 MeSH 词表是动态更新的，因此这个对应关系也为随之而变化。

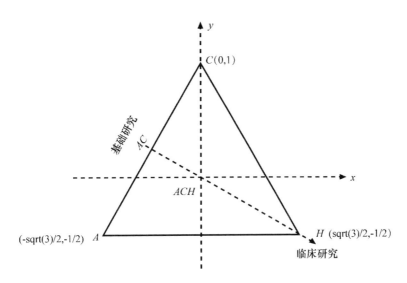

图 1 – 2 Weber（2013）的转化医学三角模型示意图

词的类型）分布，而忽略了各种主题的强度（即各个类型 MeSH 词的数量）。为了解决这一局限性，更加准确地表征研究论文在生物医学三角中的位置，Hutchins 等（2019）对 Weber 的转化医学三角的数学描述进行了修改，同时考虑了 MeSH 词的类别和数量。具体地，Hutchins 等改进的转化三角各个顶点的坐标发生了变化，A、H 和 C 依次按照逆时针旋转了一步，坐标分别为（sqrt（3）/2，– 1/2）、（0，1）和（– sqrt（3）/2，– 1/2），如图 1 – 3 所示。

Weber 的转化三角模型由于仅考虑了文献中主题（MeSH 词）的类别，因此文献在 Weber 转化三角中只能分布在 7 个点：三角形的三个顶点、三条边的重点和三角形的中心。在 Hutchins 等改进的转化三角中，文献可以分布到三角形的任意位置。根据文献所标引的 MeSH 词的类别和数量的不同，每个文献点的横纵坐标可以用以下方法求得：

$$横坐标 = H \times 0 + A \times sqrt(3)2 + C \times -sqrt(3)2$$
$$纵坐标 = H \times 1 + A \times -0.5 + C \times -0.5$$

其中，H、A 和 C 分别表示文献标引的与人类相关、与动物相关和与细胞/分子相关的 MeSH 词的个数。Hutchins 的转化三角模型也被称

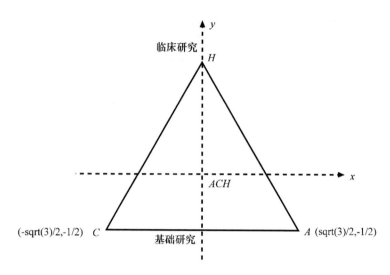

图 1-3　Hutchins 等（2019）的转化医学三角模型

为"分数化"的转化三角模型，通过考虑相同类别文献中 MeSH 的差异，使得文献的转化情况量化分析和可视化更加精确。

第三节　知识流动与知识转化

知识流动与知识转化是本书后续进行生物医学论文转化概率和转化强度分析的理论基础。

一　知识流动

知识流动（Knowledge Flow）起源于 Teece（1977）在探讨跨国技术转移动时提出的"知识转移"（Knowledge Transfer）一词。之后，随着知识经济和知识共享时代的到来，知识转移等相关概率被不断发展和完善，逐渐形成了知识流动这一术语。目前，有关知识流动的研究主要集中在知识流动的概念研究、知识流动的影响因素和知识流动的实证方法三个方面。

（一）知识流动的概念研究

在知识流动的概念和模型方面，Szulanski（1996）将知识流动定义为知识主体跨越领域边界所进行的知识共享活动或行为，包括知识传播和知识转移。Zhuge（2002）将知识流动定义为知识从"知识发送方"运动到"知识接收方"的一个过程。基于此，其进一步提出了知识流动的四种表现模式：（1）次序连接模式（Sequence Connection），即知识从一个节点流向下一个节点，没有支流；（2）汇聚连接模式（Join Connection），即两个或者多个知识流汇聚成一股下游知识流；（3）分裂流动模式（Split），即一个知识节点分裂为两个或多个下游知识流；（4）广播流动模式（Broadcast），即复制一个知识流节点到一个或多个下游节点。Kim 等（2003）则认为知识流动是获取、保存和转化知识的一个过程。顾新等（2006）将知识流动解释为不同知识主体间知识的转移和扩散，并指出知识流动是一个动态的过程。Liu 等（2017）则具体对学科间知识流动进行了定义，即知识流动是知识在多个认知空间中以不同的单位所进行的虚拟活动。Weichbroth 和 Brodnicki（2017）在香农信息论的基础上，将知识流动中的"流出方""流入方"和"环境"分别类比为"信源""信宿"和"信道"；在此基础上，他们将知识流动的过程划分为 7 个阶段：（1）知识收集；（2）知识编码；（3）知识共享；（4）知识验证；（5）知识增强；（6）知识理解；和（7）知识重评估和再共享。

综上，虽然不同学者对知识流动有多种见解，但是定义上大体一致：知识流动是知识的一个动态运动过程，其中知识转移和知识扩散是知识流动最常见的两种方式。知识转移比较强调知识在不同主体间的移动，而知识扩散更加侧重于知识在空间中的传播和移动。

（二）知识流动的影响因素研究

知识流动会受到多方面的因素影响。Szulanski（1996）发现知识的可编码性和知识的无形性会决定知识流动的难易程度。Alavi 和 Leidner（2001）指出知识的无形性、传递性、系统性和复杂性也会影响知识的转移。Kim 等（2003）知识流出方的态度和转移介质对知识转移效果的影响。马费成和王晓光（2006）认为知识转移主要受到 5 个方面因素的影响：（1）知识本身因素，如复杂性、编码难度；（2）知识流出方因素，如社会地位、话语权；（3）知识流入方因素，包括动机、意愿等；（4）转移渠道因素，如阻力、工具；和（5）"场"因素，包括制度、知识和文化等方面。类似地，曹兴和郭然（2008）指出知识流动受到知识本身的性质、转移主体、转移介质和转移环境等4个方面因素的影响。张翠英和杨之霞（2008）认为在企业情报活动中的知识流动受到知识流生命周期的影响；要实现企业知识流动的良好控制，需要对萌芽期、发展期、成熟期的知识流分别进行监视、控制和保护。赵力焓等（2010）通过对知识链组织间的知识流动进行分析，发现知识需求性质、需求重要性、组织知识体系、传递意愿、机会主义、传递渠道、文化差异和社会环境等9个方面的因素会影响知识流动绩效。张宝生和张庆普（2013）认为知识流动过程中各个主体之间的交流反馈以及合作创新对提升知识流动的效率和价值具有积极作用。

（三）知识流动的实证方法

在上述理论研究的基础上，图书情报学、经济学和知识管理学等领域的学者对知识流动进行了丰富的实证研究。利用论文、专利或其他主体之间的引用、共现等关系进行知识流动建模和量化分析是最常见的实证方法。比较典型的研究有：Verbeek等（2003）在建立"科学—技术"联系模型的基础上，使用专利分类号和期刊学科分类之间的引用映射关系，对科学和技术之间的知识流动和关联进行了探索。祁延莉和李婧（2014）提出了专利引用量、引用比例、引用时长等9个指标来对知识流动进行测度。康宇航（2016）使用专利和非专利文本间的引用关系得到专利分类号和论文关键词之间的关联关系，进而对异质性知识流动的规律进行了分析。吴江和金妙（2016）基于1999—2013年间中国国家自然科学基金项目的基金代码共现情况对不同学科之间的知识流动情况进行了分析。李力等（2016）基于知识流动理论和层次分析法，以石墨烯领域为例，对学术论文的影响力定量评价方法进行了创新研究。Min等（2018）收集了629位诺贝尔奖获得者的论文和这些论文在1900—2000间的引文数据，具体分析了引文知识扩散情况。岳增慧和许海云（2019）以社会网络领域为研究对象，以论文之间的引证关系作为学科知识流动载体，从知识扩散的中介特征、数量特征和分布特征三个方面对学科知识流动的规律和模型进行了探索。

此外，还有学者通过构建知识流动链条，利用回溯跟踪的方法来研究领域的知识流动路径和规律。例如，Du 等（2019）提出了药物研发的反向追踪模型，使用"药物—专利—文献—基金项目"构成的知识链条，研究"资助—科学和技术—创新"的知识创新模式。郭少聪（2019）以肝病药物为研究对象，构建了"药物—专利—论文"的关联数据库，在此基础上建立肝病药物研发的知识链条，并探索了肝病药物研发过程中的知识流动的主题分布、主体情况和流动速度等。杨雪梅等（2020）基于 PubMed 文献数据库和 Cortellis 专利数据库，利用反向跟踪法分别构建了"新冠疫苗—专利—论文"和"论文—被引文献"的关联关系，并从知识转化和知识扩散两个角度探索了新冠肺炎疫苗研制的知识流动情况和规律。

二　知识转化

知识转化与知识流动关系密切，知识流动的整个过程中往往一直伴随着知识转化的发生。两者也有较明显的差异：知识流动强调知识主体，以及知识在不同主体之间空间和位置的移动；而知识转化强调的是知识客体，即知识本身发生的转变、变化或更新等。在以往很多研究中，并没有对知识流动和知识转化进行非常严格的区分。本节主要对知识转化在管理学和生物医学领域的两个经典定义和理论进行介绍。

（一）管理学领域的 SECI 模型

在管理学领域，知识转化（或知识转换）的英文表述为"Knowledge Conversion"，来源于日本学者 Nonaka 和 Takeuchi（1995）在其著作 *The Knowledge-creating company: How Japanese companies create the dynamics of innovation* 中提出的 SECI 模型。在 SECI 模型中，知识被分为明晰知识（Explicit Knowledge）和意会知识（Tacit Knowledge）两种；这两种知识之间的转化（Knowledge）主要包括 4 个过程：（1）社会化或群化（Socialization），不同知识主体间通过知识共享使得新的意会知识生成的过程；（2）外化（Externalization），意会知识被表达为明晰知识的过程；（3）组合（Combination），明晰知识组合形成系统化、更加复杂的明晰知识体系；和（4）内化（Internalization），明晰知识转变为意会知识的过程。SECI 模型目前已经被学术界广泛认可和采用，*The Knowledge-creating company：How Japanese companies create the dynamics of innovation* 一书在 Google 学术中的被引用次数已经高达 60886 次①。

（二）生物医学领域的知识转化

在生物医学领域，使用最广泛的知识转化定义由加拿大国立卫生研究院（Canadian Institutes of Health Research，CIHR）在 2000 年提出②，其对应的英文单词为 "Knowledge Translation"（KT），与转化医学（Translational Medicine）中的 "转化" 同源。具体地，知识转化的定义为将实验室、期刊论文或会议论文中的研究成果或获得的知识转化为临床实践人员手中的活动，以提高全民的健康状况。不同学者或组织在此基础上对知识转化（KT）提出了不同的认识。Sung 等（2003）认为生物医学领域的知识转化具体包括两个方面的内容：（1）将基础研究中新发现的生物医学知识成功应用于临床实践，以提高疾病的治愈力、改善患者的生活质量等；和（2）使用临床实践中发现的知识（临床知识）来提高全球人口的健康水平。前者主要涉及转化医学的过程，而后者则强调公共卫生。世界卫生组织（2005）将知识转化解释为医疗系统中的相关方将知识进行组合、转化和运用，从而达到促进全球健康创新的目的，实现健康收益的最大化③。Grimshaw 等（2012）从循证医学的视角指出，知识转化（KT）要保证医学系统中的各个相关人员（包括学者、机构、政策制定者、临床实践者、消费者等）明确意识到，并把生物医学研究中得到的医学相关证据，应用到健康政策的制定中。目前，知识转化（KT）已经被护理学（钟婕和周英凤，2017）、康复医学（Mcleod et al.，2015）、和公共卫生（Hua et al.，2012）等学科或领域广泛使用。

---

① 搜索时间为 2021 年 1 月 23 日。

② Canadian Institutes of Health Research. https：//cihr-irsc. gc. ca/e/29418. html.

③ Knowledge translation in global health. https：//www. who. int/ageing/projects/knowledge_ translation/en/.

第四节 表示学习模型

本书在计算生物医学论文的转化位置时，分别使用词向量和文档向量来获取实体层面和文档层面的生物医学转化轴向量和论文内容向量。

一 词向量模型

词向量（Word Vector），也叫词的分布式表示（Distributed Word Representation）或词嵌入（Word Embedding），指利用大量未标注的语料集和无监督的学习方式对词语单元表示成低维和密集的向量，以有效地捕获词语单元的语义蕴含。与传统的 One-hot 编码相比，词向量不再是稀疏向量，也对词之间的语义、顺序等关系进行了考虑和表征，被广泛用于目前的神经网络和自然语言处理模型中。

词向量最早由 Google 的 Mikolov 等（2013）提出，但其根源可以追溯至 Bengio 等（2003）年提出的神经概率语言模型（Neural Probabilistic Language Model，NPLM）。在神经概率语言模型中，Bengio 等首次利用神经网络来训练语言模型。该神经网络包含三层，即输入层、隐藏层和输出层，目标是通过某一个单词的上文来预测该单词。针对某一个单词，NPLM 的输入层是语境中排在该单词之前的若干个单词的 one-hot 表示，然后在隐藏层这些单词的 one-hot 表示被拼接起来经过激活函数（正切函数 tanh），最后在输出层经过归一化指数函数 softmax 后输出候选词的概率。该过程采用了反响传播机制，并使用交叉熵作为损失函数。在这一过程中有一个副产品，即不断调整优化的单词共现矩阵，这个矩阵的每一行可以视为一个单词的向量表示，这可以认为是最早的"词向量"。NPLM 的主要目标虽然不是训练词向量，但它为后面的研究量提供了一种训练词向量的思路和方法。正是基于这一思路，Mikolov 等（2013）正式提出使用语言模型训练词向量，即著名的 Word2vec。自此，词向量开始在自然语言处理领域大放光彩。

Mikolov 等（2013）提出了两种词向量训练模型：Continuous Bag-of-word Model（CBOW）和 Skip-Gram Model（Skip-gram）。如图 1 – 4 所

示，CBOW 和 Skip-gram 在结构上类似，均由输入层、隐藏层和输出层组成。CBOW 的主要思想是把句子中的某个词拿掉，然后使用这个词前后的上下文来预测这个被拿掉的词。在输入层，模型首先输入预测中心词的上下文，上下文的长度可以通过窗口进行调整，然后经过对各个词的 one-hot 向量作线性映射后，在隐藏层进行求和、取平均，最后在输出层经过 softmax 归一化输出预测中心词的概率分布。与 CBOW 正好相反，Skip-gram 的主要思想是通过一个词，来预测这个词的上下文。在输入层，模型首先输入一个单词的 one-hot 向量，通过线性映射得到该词的词向量，然后再经过一个线性映射在输出层进行归一化，并输出一个词表的概率分布。在进行梯度更新时，CBOW 和 Skip-gram 均需要对整个词表进行计算，计算复杂度和成本很高。为了解决这一问题，Mikolov 等（2013）使用了层级归一化指数函数（Hierarchical Softmax）和负采样（Negative Sampling）对计算效率进行优化。在实现的效果上，CBOW 模型更适合大型语料，而 Skip-gram 则更多地用于小型语料。

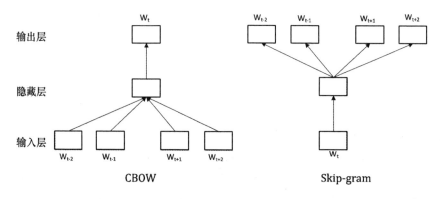

图 1-4　词向量的 CBOW 和 Skip-gram 训练模型

目前，针对通用领域，Google 基于 Google News 数据集[①]、Facebook 基于维基百科数据集[②]，分别训练了相应的词向量，这些词向量可以通

---

① WORD2VEC. https：//code. google. com/archive/p/word2vec/.

② Fasttext. https：//fasttext. cc/.

过作者提供的相关接口，直接进行加载和调用。词向量训练语料的大小和所属领域，与词向量在后续任务中的性能息息相关，且语料的所属领域往往更为重要。基于特定的学科领域语料训练的词向量，可以捕获更多的领域语义。研究表明，使用的单个领域语料训练的词向量比混合领域语料的效果好，且在使用单领域语料的情况下，语料的规模越大，词向量的性能越好。例如，Tshitoyan 等（2019）基于 Elservier 收录的 300 多万篇有关材料科学、物理学和化学文献的摘要训练词向量，并使用结果进行材料知识的推理和分析。Fan 等（2019）基于 2600 多万临床记录（Clinical notes）训练词向量，并使用其结果对膳食补充剂的术语词典进行扩充。Glicksberg 等（2018）以美国西奈山医院的 1304192 名住院病人的电子病历为语料训练词向量，并使用训练结果对病人进行表示，为临床试验进行自动地队列选择。

二 文档向量模型

在自然语言处理和信息检索领域，对句子、段落和文本进行表示学习，使之可以计算和推理，是一个重要的研究主题。传统的方法主要依赖词袋模型（bag-of-words），但是由于自然语言的模糊性和形式的多变性，这类方法在语义和准确性上都无法满足现实需求。为了提升文本表示学习的效果，分布式或嵌入式文本表示学习方法应运而生。这类方法通过在大量的语料上进行训练学习，利用语言模型和神经网络来生成句子或段落等文本的高维向量表示，其结果已经被广泛应用于文本挖掘、文本推理、信息检索和自动问答等领域。

目前，进行文档表示学习的算法有 Doc2vec（Le and Mikolov，2014）、Universal Sentence Encoder（Cer et al.，2018）和 sent2vec（Pagliardini et al.，2017）等。其中，Doc2vec 最为知名，被应用最多。一方面，Doc2vec 是 Mikolov 继 Word2vec 后的又一力作，自然得到了更多的关注。另一方面，Doc2vec 在算法上是对 Word2vec 的补充和完善，两者之间联系非常紧密。Le 和 Mikolov（2014）在题为 "Distributed Representations of Sentences and Documents" 的文章中提出 Doc2vec 时，并没有将其取名为 "Doc2vec"，而是使用了 "paragraph vector" 的说法，并指出是对 "sentence" 和 "document" 的表示学习。由此可见，"句子"、"段落" 或者 "文档" 三种说法均可，关键在于用户在训练的文档 id 的分配。同时，应该注意到的是，不同层级的训练所代表的语义是不同的。本书主要使用 Doc2vec 来对论文进行向量表示。具体地，本书把一篇论文的标题和摘要连接起来作为一个文档，即一个 "Doc"。

事实上，Doc2vec 和 Word2vec 非常相似，Doc2vec 也包含两种不同的训练模式。第一种训练模式是 PV-DM（即 Distributed Memory Model of Paragraph Vectors），如图 1–5 所示。首先，在输入层，针对一个语料 C，可以从单词矩阵 W 得到每个词的向量表示；针对语料 C 中的每一个文档（也可以是句子或者段落级别），PV-DM 将为其分配一个唯一的文档 id，并初始化一个文档矩阵 D，对每一个文档用一个固定长度的向量表示。在隐藏层，文档向量和词向量进行级联或平均，并被输入一个分类器，根据语境来预测下一个词，并在输出层输出。每一次任务的准确率经过损失函数计算，并通过反向传播机制对模型进行迭代调整、修订，最后可以得到每个文档的向量表示。PV-DM 本质上与 Word2vec 的 CBOW 模式一致，不同的是，在完成语言模型训练任务的时候，PV-DM 在文档语义下完成，有一个长度的 "记忆"，即同一个文档下的词向量相同。

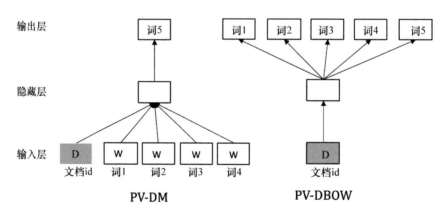

图 1–5　Doc2vec 的两种训练模式：PV-DM 和 PV-DBOW

Doc2vec 的另外一种训练模式是 PV-DBOW（即 Distribution Bag of

Words version of Paragraph Vector）。PV-DBOW 与 PV-DM 非常相似，主要的区别在于最后的分类器的目标不一样：PV-DBOW 的目标是使用文档向量直接输出预测的固定长度词语，而 PV-DM 的目标是通过对文档向量和词向量的级联或平均来预测下一个词。PV-DBOW 模型与 Word2vec 中的 skip-gram 模型相对应。

第五节　机器学习模型

本书将利用机器学习分类和回归模型对生物医学论文的转化概率和转化强度进行预测分析。分类和回归是有监督机器学习的两大任务，其通过机器对已知数据和经验进行学习、构建函数，从而实现对新数据的类别或取值的预测。机器学习分类和回归涉及凸优化、统计概率论、计算机硬件和软件等学科领域的交叉科学。先前的相关研究已经形成了较为完备的机器学习理论、方法和工具，并在语音识别、计算机视觉、自然语言处理、医学诊断等领域得到广泛应用。本节将对后面用到的机器学习模型进行简单介绍。

一　逻辑回归模型

逻辑回归模型是用于分类（尤其是二分类问题）的一种机器学习模型，用来预测某个事件出现的可能性。例如，病人患有某种疾病的可能性，商品价格上涨的可能性。逻辑回归模型假设因变量 y 满足 "0—1 分布"，其通过引入 Sigmoid 函数（也称 Logistic 函数或 S 型函数），可以较为轻松地解决二分类问题。具体地，逻辑回归模型的假设函数如公式（1-1）所示：

$$P(y = 1 \mid x;\theta) = g(\theta^T x) = \frac{1}{1 + e^{-\theta^T * x}} \qquad （式 1-1）$$

其中，函数 $g(h)$ 即为上文提到的 Logistic 函数，用于计算带预测样本被分为某个类别的可能性。其相应的决策函数如公式（式 1-2）所示：

$$y' = 1, if\, P(y = 1 \mid x) > 0.5 \qquad （式 1-2）$$

y' 表示样本的预测类别；0.5 为分类阈值，在实际的应用中可以根据需要设置不同的阈值。逻辑回归模型采用最大似然估计来求解参数 θ（一般为一组参数），似然度可以用公式（1-3）表示：

$$L(\theta) = \Pi P(D \mid \theta) = \Pi P(y \mid x;\theta) = \Pi g(\theta^T x)^y (1 - g(\theta^T x))^{1-y}$$

$$\text{（式 1-3）}$$

对公式（1-3）取对数，可以得到相应的对数似然度，如公式（1-4）：

$$l(\theta) = \sum y \log g(\theta^T x) + (1 - y)\log(1 - g(\theta^T x)) \quad \text{（式 1-4）}$$

公式（1-4）实际上与全部数据的对数损失等价，如果将全部数据的平均对数损失记为 $J(\theta)$，那么其计算方式如下：

$$J(\theta) = -\frac{1}{N}l(\theta) \qquad \text{（式 1-5）}$$

因此，逻辑回归函数的训练目标是找到一组参数 θ，使得损失函数 $J(\theta)$ 最小化（与似然度最大化一致）。利用梯度下降等方法，调整梯度下降方向和步长，不断迭代求解，可以得到一组最优参数值，使模型收敛。此外，当逻辑回归模型的参数数目较大时，容易出现过拟合，一般需要进行正则化处理。

虽然逻辑回归带有"回归"二字，但一般只用于处理分类问题。

二 K 近邻模型

K 近邻（K Nearest Neighbor，KNN）是机器学习领域的一种经典算法，最早由 Thomas Cover 在 1992 年提出，可以用于分类、回归和聚类等多种任务。K 近邻分类的基本思想是：通过计算待分类样本与数据集中全部样本的距离，选取与其距离最小的前 K 个样本。因为前 K 个样本的类别是已知的，所以根据"少数服从多数的原则"（投票法），便可以将待分类样本分到"多数类"的类别中。K 近邻分类模型的关键在于：（1）K 值的确定：K 取值一般在 20 之内，取值较小时；（2）距离度量：针对不同的类别是否有权重分配，例如"平均权重"或越近的样本赋予越高的权重等；（3）邻居样本寻找的算法，这决定了算法的效率，常用的搜索算法有 brute、ball_ tree 和 kd_ tree 等。

在处理回归问题时，K 近邻模型最后不再使用"投票法"来决定输出，而是输出前 K 个样本输出值的平均值或者加权平均值。

三　多层感知机模型

（一）单层感知机

感知机（Perception）在 1957 年由 Frank Rosenblatt 提出，被认为是形式上最简单的人工神经网络（单层神经网络），最初被作为一个线性分类器来应用于二分类问题。其主要思想是使用训练数据中的错误分类样本来调整现有分类器的参数，从而不断增加分类器的准确性。其简化模型可以用图 1－6 所示：在 A 图中，红色的线性分类器把两个白色的小飞机的类别分错了，经过一次调整到 B 图时，分类器的准确性提高了，但是仍然还有错误的分类。分类器经过训练、多次迭代调整，最终可得到一个较优的分类器。

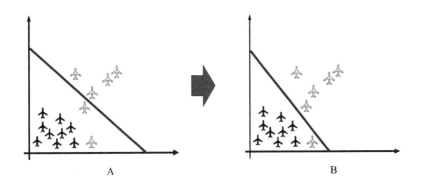

图 1－6　感知机的学习过程示意图

感知机的具体算法的数学表示和过程如下：

首先，设定感知机分类模型的初始参数 w 和 b，其中 w 是与特征向量 x 维度相同的向量，代表每个特征的权重。b 则为实数，代表偏置。

然后，输入训练数据，如果训练数据被分类错误，即 $y \times (wx + b) \leq 0$，其中 y 为训练数据的真实类别（取值为 1 或 −1），则依据下面的规则对参数进行更新：

$$w \leftarrow w + \eta yx \qquad\qquad （式 1－6）$$

$$b \leftarrow b + \eta y \qquad\qquad (式1-7)$$

其中，"←"表示将更新后的值赋给相应的参数，η 为模型学习率，决定参数每次更新的程度。

不断地输入训练样本，重复上面的步骤，迭代更新分类器的参数，直至训练数据中的样本全部被正确分类为止。

此外，感知机在参数更新的过程中需要不断地对分类器的失误进行度量，这就要用到如下所示的损失函数：

$$L(w,b) = \sum_{i=1}^{N} \max(0, -y_i \times (w\,x_i + b)) \qquad (式1-8)$$

其中，N 为训练数据的大小，y_i 和 x_i 分别表示第 i 个样本的真实类别和特征向量。感知机的训练目标是通过不断更新参数，减少误分类，从而使损失函数的取值达到最小。感知机一般也采用梯度下降等方法来进行优化（参数调整）。

（二）多层感知机

单层感知机存在局限性，例如，无法解决线性不可分问题、参数计算复杂等。20 世纪 80 年代，反向传播算法（Backpropagation，BP）的出现，使得感知机参数训练效率提升，多层感知机的训练成为现实。多层感知机（Multilayer Perceptron，MLP）被证明可以克服单层感知机的局限，且具有更加广泛的使用场景，开始流行起来。单层感知机和多层感知机的结构示意图如图 1-7 所示，可以看到，多层感知机并不是多个单层感知机的简单叠加。事实上，多层感知机不仅具有隐藏层，而且在激活函数、解决的任务、网络结构等方面都更加灵活和多样化。

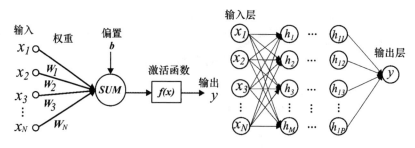

图 1-7 （单层）感知机（左图）和多层感知机（右图）示意图

含有一个隐藏层的多层感知机模型可以用以下公式表示：

$$f(x) = g(b^{(2)} + w^{(2)}(s(b^{(1)} + w^{(1)}x)))\qquad (式1-9)$$

其中，$b^{(1)}$ 和 $b^{(2)}$ 是偏置向量；$w^{(1)}$ 和 $w^{(1)}$ 是权重矩阵；g 和 s 是激活函数，一般有 ReLU 或 Adam 等。

针对不同的任务，多层感知机的输出层和损失函数可以进行相应的调整。对于二分类问题，模型的输出可以为分类标签或分类概率；对于多分类问题，模型的输出可以为各个类别的可能性或多维向量；对于回归问题，模型的输出则为一个实数。

四　支持向量机模型

支持向量机（Support Vector Machine，SVM）最早在 1963 年被 Vapnik 和 Chervonenkis 提出，在 1995 年得到进一步的改进，并快速成为可与多层感知机匹敌的算法之一。近年来，随着深度学习的兴起，支持向量机的热度有所下降，而多层感知机再次崛起。

支持向量机最初也是用于二分类问题，即寻找具有最大分类间隔的分类器。以线性支持向量机为例（如图 1-8 所示），红色的阴影部分即为分类间隔。观察可知，分类间隔主要由阴影部分接触的点（训练样本）决定，而这些点则被称为支持向量（Support Vector）。

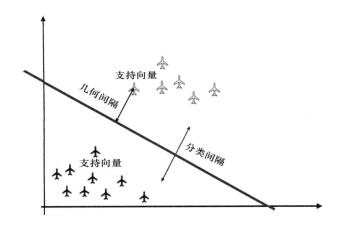

图1-8　支持向量机分类器示意图

与感知机类似，支持向量机的目标也是确定一条分类直线 $wx + b = 0$ 的参数 w 和 b；同时，与感知机不同的是，支持向量机还要使分类间隔最大化。假设样本 x_i 被正确分类，则这个样本到分类直线的距离，即几何间隔，可以用以下公式表示：

$$\gamma_i = \frac{|w\,x_i + b|}{\sqrt{w_1^{\,2} + w_2^{\,2} + \cdots + w_N^{\,2}}}$$

$$= y_i \times \frac{w\,x_i + b}{\sqrt{w_1^{\,2} + w_2^{\,2} + \cdots + w_N^{\,2}}} \qquad (式1-10)$$

其中，N 为样本特征向量的维度，y 为样本的真实类别（取值为 1 或 -1）。当样本分类正确时，y 等于 1，几何间隔就是点到直线的距离；当样本分类错误时，y 等于 -1，几何间隔为带有负号的点到直线的距离。那么，全部训练样本到分类直线的几何间隔的最小值可以表示为：

$$\gamma_{\min} = \min(\gamma_i) \qquad (式1-11)$$

基于此，分类间隔则可以记为 2γ，最大化的分类间隔可以表示为：

$$2\,\gamma_{\max} = \max_{w,b} 2\gamma \qquad (式1-12)$$

支持向量机的目标即找到参数 w 和 b，使得分类间隔最大；而分类间隔最大化可以等价于 $\frac{2}{\gamma}$ 最小化，即支持向量机的优化目标可以表示为：

$$\min_{w,b} \frac{2}{\gamma} \qquad (式1-13)$$

同时，每一个样本必须保证在阴影部分之外，即：

$$y_i \times \frac{w\,x_i + b}{\sqrt{w_1^{\,2} + w_2^{\,2} + \cdots + w_N^{\,2}}} \geq \gamma \qquad (式1-14)$$

公式（1-13）和公式（1-14）共同构成了支持向量机的损失函数。具体的参数优化需要构造拉格朗日函数和利用强对偶性，较为复杂，在此不做介绍。软间隔支持向量机（主要用于非完全线性可分问题）和前面介绍的也有所不同。此外，针对不同的问题，在进行内积运算时，需要选择不同的核函数，以提高计算效率，常见的核函数有线性核函数、高斯核函数等。

支持向量机在用于回归问题时，思路大体类似，仅存在一些细微差别。具体地，在回归问题中，在图 1-7 中阴影中样本的残差被认为是 0，而阴影部分外的样本到边界的距离被定义为这些样本的残差。支持向量机回归的目标就是找到一个超平面使所有样本的残差和最小。

五　随机森林模型

随机森林（Random Forest）在 2001 年由 Breiman 提出，是一种基于决策树的并行式集成学习模型。随机森林采用 Bagging 方式（有放回的均匀抽样）抽取多个样本数量相同的训练子集，然后并行地训练多个决策树分类器。同时，在决策树训练的每一特征节点的选择上，先随机抽取特征子集，然后从特征子集中选取最优的一个特征（这也是随机森林与 Bagging 算法的主要区别）。最后，结合多个决策树分类的结果，利用投票法返回分类结果。在回归问题中，则采用求平均值或加权平均值来返回回归结果。

随机森林模型虽然简单，但却在很多现实任务中取得了最优的性能，在很多场景甚至优于目前热门的神经网络，且其具有较好的解释性，因此被广泛用于工业界和学术界。

六　XGBoost 模型

XGBoost 也属于集成学习模型，其核心为梯度提升算法（Gradient Boosting Algorithm）。其训练与随机森林类似，不同之处是：①XGBoost 每次训练的样本集相同，每个子分类器在整体分类器中被分配的权重不同，并且每一轮训练结束后会更新子分类器的权重值。②XGboost 基于 Boosting 算法，属于串行式集成学习模型，而随机森林基于 Bagging 算法，属于并行式集成学习模型。虽然为了提高原始梯度提升算法的效率，XGBoost 库实现了在每棵树中特征粒度上的并行。但是在树粒度上，XGBoost 仍然是串行的。需要指出的是，最新的 XGBoost 库支持分布式计算，并可以有效地利用 CPU 内核。针对超大规模数据，XGBoost 还支持核外计算（Out-of-core computing），从而实现硬件加速。

近年来，XGBoost 模型在多个机器学习竞赛中名声大噪，被称为机器学习领域的"大杀器"。据 XGBoost 的作者陈天奇（2016）统计，2015 年 Kaggle 竞赛中的 29 个冠军模型中有 17 个用到了 XGBoost 模型。

七　线性回归模型

线性回归（Linear Regression）是最经典的回归模型之一。其理论模型可以用以下公式表示：

$$y = wx + \varepsilon \qquad (\text{式} 1-15)$$

其中，x 为样本的特征空间向量；w 为线性参数向量，其维度与 x 相同；ε 为误差项，用来表示除了特征之外的其他因素对 y 值的影响。

线性回归模型的训练目标是找到合适的 w 和 ε，是的预测值与真实值之间的误差最小，即损失函数最小化。线性回归模型的损失函数可以是平方损失、均方误差或残差平方和等。以均方误差为例，可以用以下公式表示：

$$L(w,\varepsilon) = \frac{1}{N} \sum_{i=1}^{N} (w\, x_i + \varepsilon - y_i)^2 \qquad (\text{式} 1-16)$$

要求解使公式（1-15）最小化的参数值，常用的方法有最小二乘法或梯度下降法。

第二章 生物医学论文临床转化分析指标及方法框架

对生物医学论文的临床转化情况进行分析，有利于及早地识别具有临床价值和转化潜能的生物医学研究成果，提高生物医学研究的临床转化率，实现生物医学研究的健康效益和经济效益最大化。生物医学论文的临床转化分析的重点是对论文的临床价值进行评估和分析。因此，本章首先对生物医学论文临床价值的定义和特点进行了梳理，然后重点分析了生物医学论文的临床价值显现机理。在此基础上，本章借鉴传统论文评价的"直接"和"间接"两个视角，结合转化医学三角理论和知识流动理论，设计了生物医学论文的临床转化分析指标，并对各个指标的因素进行了分析和归纳。最后，本章给出了一个基于知识图谱的生物医学论文临床转化分析的方法框架。

第一节 生物医学论文临床价值的显现机理

一 临床价值

（一）临床价值的定义

在"临床"一词中，"临"为"靠近"，而"床"特指"病床"，其意思为"与病患直接接触的、靠近病床的"，泛指医疗实践活动。"价值"（Value）一词为经济学术语，在《剑桥英语词典》[①] 中"价值"有三种释义：（1）价格，即获得某一物品需要花费的金钱量；（2）

---

① Cambridge Dictionary. https：//dictionary. cambridge. org/zhs/.

某人或某物的意义或重要性；和（3）某物的有用性或重要性。"临床价值"中的"价值"应取后面两种解释。因此，从字面上来说，"生物医学论文的临床价值"指生物医学论文中的研究内容或成果对临床实践的意义、重要性或者有用性。理想情况下，每篇生物医学论文都应该具有临床价值。

临床价值是生物医学论文的一种"使用价值"。生物医学论文的临床价值，是论文满足人们临床健康需求的一种属性。例如，Mansfield（1984）在其文章"Spatial mapping of the chemical shift in NMR"中提出的磁共振成像技术（Magnetic Resonance Imaging）被成功用于临床检测，使得医生可以在不用开刀的情况下对病人的器官状态进行检测。同时，生物医学论文的使用价值并不只有临床价值。例如，当教授把Mansfield 的论文当作教学材料讲授给医学生，使学生们对临床检测的医学知识进行了解和学习时，该论文的使用价值为"教育价值"，即满足人们受教育的需求。再如，生物信息学的研究人员基于海量的生物医学论文，利用数据挖掘方法进行医学知识发现时，生物医学论文的使用价值则为"情报价值"。

（二）生物医学论文临床价值的特点

临床价值是生物医学论文的灵魂，也是生物医学论文生命力的体现。生物医学论文的研究内容主要包括两个方面：一是对生命体在细胞、分子、组织、器官和机体等层面的生命现象、形态和规律的认识和描述；二是以病患为研究对象，研究疾病的病因、诊疗、预防和预后等内容。前者的研究成果是后者的研究基础，例如，DNA 双螺旋结构、染色体数量和形态等研究为基因诊断和基因治疗等疾病诊断和治疗方法的研究打下了坚实的基础。后者的研究成果则直接促进医疗科技的进步和公众健康的提升。例如，前文提到的屠呦呦团队发现的抗疟药"青蒿素"，拯救了全球将近千万人的生命。再如，青霉素、手术机器人、基因诊断等医疗技术的发现和发明，为全人类疾病的预防、诊断、治疗和预后起到了革命性的贡献。毫无疑问，无论是属于前者还是属于后者的生物医学研究，都具有临床价值：前者的研究成果被应用到临床或是被临床借鉴；而后者的研究则对现有的临床理论或方法进行改进和更新。

　　临床价值是一篇合格的生物医学论文应该拥有的多种价值之一。除了临床价值，生物医学论文一般还应具有学术价值和社会价值。生物医学论文需要具有一定的学术价值，往往间接体现为论文的学术影响力。姚志昌等（2005）认为科学论文的学术价值主要反映了论文研究内容或成果对学术界的影响力，以及对其他学者的参考、启示和借鉴作用。周义程（2013）将论文的学术价值归纳为四个方面：（1）发现未知问题并予以解决；（2）解决了以往没有被解决的问题；（3）发现了未知问题，并进行深入描述；（4）提出解决老问题的新的、更优的新方法。孙铁石（2017）从期刊编辑的角度指出，论文学术价值可以体现在其研究的首创性和理论性上。

　　生物医学论文也应具有一定的社会价值。一篇好的学术论文通常能为整个人类社会带来积极影响。例如，诺贝尔生理医学奖获得者屠呦呦及其团队在 1982 年发表的题为 "Studies on the Constituents of Artemisia annua Part Ⅱ"[①] 一文在 Google Scholar 上的引用量为 95 次（比大多数生物医学领域的高被引论文被引次数少），但其成果拯救了全球数百万人的生命，产生了极大的健康收益、经济效益和社会影响力。姚志昌（2005）认为学术论文的社会价值是学术论文的重要价值之一，体现了学术论文在社会环境中的影响力。索全军和盖双双（2018）从"价值说"的角度也指出社会价值是学术论文最主要的两种价值之一。邱均平（2012）将学术论文的社会价值划分为社会效益和社会反响两个方面，并使用政府等部分的采纳情况等来定量表示社会价值的大小。

　　临床价值并不是生物医学论文的特有价值，其他领域的学术论文也可能具有临床价值。例如，在化学领域，有的研究成果具有临床价值，如某种可以用于人工器官制造的高分子化学材料；有的研究则不具有临床价值，如有关金子提纯的技术。在语言学领域，有关语言与大脑结构关系研究，具有临床价值：可以为失语症的治疗提供理论基础；而有关语法或语用的研究，则是语言学的基础理论探讨，基本没有临床价值。

---

　　① 屠呦呦等，Studies on the constituents of Artemisia annua Part Ⅱ. Journal of Medical Plant Research. 1982，44：143 – 145. https：//d-nb. info/1172519331/34.

　　生物医学论文临床价值的大小不是一成不变的，一般会随着外界生物医学环境的变化而变化。例如，PubMed 中有关冠状病毒的研究最早发表在 1937 年，然而并没有受到太多的关注，几十年来有关冠状病毒的论文年发表量一直低于 10 篇。随着非典型肺炎（SARS）、中东呼吸综合征（MERS）和新冠肺炎疫情（COVID-19）分别在 2002 年、2012年和 2019 年的暴发，冠状病毒相关研究数量出现激增，其研究成果的临床价值也得到极大的重视。再如，天花病毒曾经被认为是死亡率、传染性极高的烈性病毒。人类在与其的斗争过程中，先后提出的牛痘接种法和人痘接种法等免疫疗法，拯救了无数人的生命，并为消灭天花作出了巨大的贡献。因此，这些研究的临床价值极大。但是，因为目前天花已经基本绝迹，且现有的疗法已经非常简单、安全和有效，所以现在关于天花的新疗法研究的临床价值就较低。但需要说明的是，这不是一成不变的。总之，生物医学研究的临床价值大小与研究所处环境的医疗需求息息相关。

二　临床价值显现机理

　　生物医学论文的临床价值显现过程，即生物医学论文的研究内容及其成果给予临床实践以借鉴、使用或启迪的过程。要厘清生物医学论文的临床价值显现机理，必须要将生物医学论文的生产和使用过程，还原到真实的生物医学研究和临床实践环境中。

　　生物医学论文是对生物医学研究的内容、过程及其成果的部分或全程的记录和固化。从研究内容来看，生物医学论文一般可以分为三类：（1）"基础生物医学研究"；（2）"临床医学研究"和（3）处于两者之间"转化医学研究"。

　　基础生物医学研究也被称为"实验室研究"，主要研究从细胞、分子、形态、机理、功能、生物、化学等层面或视角对人体的生命现象、本质或规律进行揭示。若将论文的创作、传播和转化的过程比作信道的话，那么基础生物医学论文的临床价值显现过程可以表示为图 2-1。一般可以分为以下 4 个步骤。

（一）实验室研究

基础生物医学领域的科研人员在确定研究问题后，提出研究假设和实验方案，并通过观察和实验室试验等方法对研究假设进行验证，从而得到研究成果。

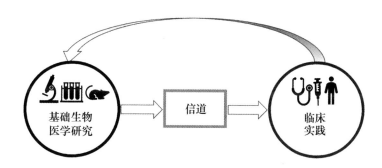

图 2 - 1　基础生物医学研究到临床实践的过程模型示意图

（二）论文发表

研究人员将研究设计、研究过程、研究成果以及相关见解以论文等形式发表，进入科学交流渠道。然而，基础生物医学研究成果，往往并不能直接、及时地被应用到临床实践中。相关研究显示，绝大部分的基础研究成果都没有被及时发现和利用。例如，起始于1990年的人类基因组计划的研究成果，只有不到5%被临床科学充分研究（截至2019年）（Lee et al. , 2020）。

（三）临床前试验和临床试验

临床实践人员（医生、护士、医技师等）和临床研究人员，通过阅读论文关注到具有临床潜能的基础成果。在临床经验和临床调查的指导下，制定临床研究方案，经伦理委员会批准，对其依次进行临床前试验和临床试验，以验证其临床安全性和有效性。其中，临床试验平均花费10年以上时间，且成功率低。

（四）临床实践应用

极少数基础研究成果顺利通过临床试验，成功上市，最终用于临床实践中的疾病诊断、预防和治疗，从而发挥其临床价值。同时，在临床实践过程中生成的相关问题（如药物副作用）或现象（如对患者进行某一干预后，生命体征的变化），反过来也可以生成新的基础研究问题、假设或方法，形成循环。

临床医学研究指以临床患者为研究对象，通过观察、干预、统计等临床研究手段来对患者疾病的预防、诊断、治疗、转归、康复等方面进行探索的研究。临床研究的成果与临床实践息息相关。临床医学研究到临床实践的过程模型可以用图2-2表示，其中信道表示论文的发表、传播和转化等过程。临床医学研究的临床价值显现过程可以分为2种情况：

（1）临床研究人员在阅读基础生物医学论文的基础上，为了进一步验证基础成果的安全性和有效性所做的临床试验，并基于临床试验的结果发表论文。这一种情况的临床医学研究，其价值显现过程遵循上述过程的（一）和（二）。

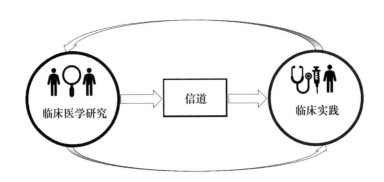

图 2-2　临床医学研究到临床实践的过程模型示意图

（2）对于一些已经上市的药物或临床干预手段，研究人员可能在研究过程中发现这些干预的其他临床用途或作用机制。在这种情况下，由于上市药物的安全性和有效性已经通过临床试验和临床实践，因此，研究人员可以直接针对新的适应症设计临床研究方案，进行试验，得到研究成果并发表论文。临床研究论文一般较容易被专家或临床医生发现和应用于临床实践，并发挥其临床价值。例如，止疼药"阿司匹林"

被老药新用于心血管疾病的预防、结肠癌的治疗等；本来用于心血管疾病的"西地那非"被重用于勃起功能障碍。此外，研究人员在临床医学研究的过程中发现的也有可能是某种干预不好的方面，例如，著名的"反应停"事件。严重的副作用经发表后，一般会直接促使临床实践的改进，具有极大的临床价值。反过来，临床实践的过程中，通过群体研究和患者随访，也会有上述的相关发现，从而反馈到临床医学研究，形成循环。

转化医学研究处于前两种生物医学研究之间，其目的是促进基础生物医学研究的成果更快地实现临床转化，从而应用于临床实践，改善人类健康。三类研究的关系如图 2 - 3 所示。

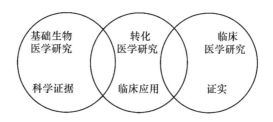

图 2 - 3　基础生物医学研究、转化医学研究和临床医学研究三者的关系①

从图 2 - 3 可知，转化医学研究是连接基础生物医学研究和临床医学研究间的桥梁，和两者之间既有重叠也有差异。从功能上来看，基础生物医学研究为转化医学和临床医学研究提供科学证据（Scientific Evidence）；转化医学研究促进基础成果的临床转化和应用（Clinical Application）；而临床医学研究则在临床环境中对前两者的研究成果和应用可能进行科学严谨的证实（Confirmation）。因此，转化医学研究论文的临床价值显现过程依赖于其他两种生物医学论文的临床价值显现过程。具体地，转化医学研究到临床实践的过程应该位于图 2 - 1 和图 2 - 2 中的"信道"部分。

---

① 此图译自 https：//apospublications. com/a-successful-story-of-translational-orthodontic-research-micro-osteoperforation-from-experiments-to-clinical-practice/。

第二节　生物医学论文临床转化分析指标

　　基于以上分析，本书将"生物医学论文临床转化分析"定义为对生物医学论文的临床价值进行评估和分析。生物医学论文临床转化分析，对于及时识别具有转化潜能的生物医学研究成果、加快生物医学研究成果向临床实践转化和应用、最大化生物医学研究的健康效益和经济效益，具有重要意义。

　　目前，关于生物医学论文临床转化分析和临床价值评估的研究还很少，相关研究主要集中在学术论文的学术价值和社会价值的评估和分析上。在方法上，这些相关研究主要分为两类：直接法和间接法。"直接法"指通过阅读学术论文的具体内容，直接对论文的价值进行评估和分析。例如，期刊审稿或科学基金评审中的同行评议法。而"间接法"则通过观测和统计学术论文的被引次数、下载次数、点击次数、阅读次数或推荐次数等指标，来间接地测量学术论文的学术影响力（学术价值）或社会影响力（社会价值）。这种方法主要见于文献计量和替代计量学研究。Google Scholar 和 Web of Science 等大型学术搜索引擎或学术数据库也采用了这些指标来对检索结果进行排序。然而，上述两类方法都不能直接应用于生物医学论文的临床转化分析，主要原因有：（1）目前，生物医学论文每年的数量达到百万以上，难以通过人工直接阅读来评估其临床价值；（2）现有的文献计量指标和替代计量学指标主要是为评估学术论文的学术价值和社会价值而设计，无法直接用来衡量学术论文的临床价值。

　　因此，本节在探讨生物医学论文的临床价值显现机理的基础上，将借鉴传统研究中直接法和间接法的思想，结合转化医学三角理论和知识流动理论，提出"转化位置""转化概率"和"转化强度"三个生物医学论文临床转化分析指标，并对其定义和影响因素进行具体叙述。

一　转化位置

（一）转化位置的定义

借鉴传统"直接法"的思想，结合转化医学三角理论，本书首先提出了"转化位置"指标，以分析生物医学论文的临床转化情况。

本书将一篇生物医学论文的"转化位置"（Translational Location）定义为该论文的研究内容在生物医学"转化轴"上的相对位置，即通过对生物医学论文的研究内容或研究主题进行"直接"分析，来对论文与临床实践的距离进行定量化表示。

其中，"转化轴"的思想来自于转化三角理论。在转化三角理论中，Weber（2013）将代表基础研究（动物相关研究和细胞/分析相关研究）的边的中点 AC 和代表临床研究的三角形顶点 H 相连接，将连线称为"生物医学转化轴"（如图 2 – 2 中的红色虚线）。在本书中，笔者将生物医学研究分为两极：基础生物医学研究和临床实践。那么"转化轴"即为从基础生物医学研究重心指向临床实践研究重心的一条轴，如图 2 – 4（A）所示。在转化轴的最左端，生物医学论文的研究内容或主题最偏向基础生物医学（转化位置的取值最小）。而在转化轴的最右端（转化位置的取值最大），则生物医学的研究内容或研究主题最偏向于临床医学。

从知识转化的视角来看，转化位置越小的生物医学论文，其研究内容与临床实践之间的知识距离越大，那么论文要被及时、成功转化为临床实践则越难。反之，论文的研究内容或成果越接近临床实践，也越容易被临床工作者所发现和应用，从而发挥其临床价值。

（二）转化位置的影响因素

生物医学论文的转化位置直接取决于生物医学论文的研究内容或研究主题，因此，其可能的影响因素有。

1. MeSH 词的数量或种类

MeSH 词为美国国立医学图书馆的专家为 PubMed 收录的生物医学论文人工标注的主题词，可以较为准确地反映论文的研究内容或主题。例如，标引有较多细胞或分子相关 MeSH 词的论文研究内容更加偏向于

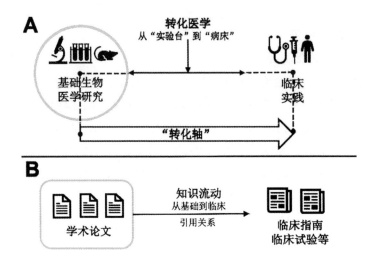

图 2 – 4　生物医学论文的临床转化示意图

基础生物医学研究；而标引有较多诊断、治疗相关主题词的论文研究内容更加偏向于临床研究。

2. 生物医学实体

生物医学论文中提及的疾病、药物/化合物、细胞/分子、基因/蛋白质、物种等生物医学实体与论文的研究内容或研究主题息息相关。

3. 其他因素

生物医学论文作者的研究领域、发表的期刊、语言风格、参考文献的类别等因素也可能与论文的研究内容相关，从而影响论文的转化位置。

二　转化概率

（一）转化概率的定义

借鉴"间接法"的思想，结合知识流动理论，本书进一步提出了"转化概率"和"转化强度"两个生物医学论文临床转化分析指标，以量化生物医学论文的临床价值。

本书将生物医学论文的转化概率（Translational Probability）定义为

该论文被临床实践或临床研究使用的可能性大小。从知识流动的视角出发，生物医学论文中的成果发生临床转化的必要条件是：论文中与研究成果相关的知识成功流动到临床实践或临床研究中。虽然知识的流动是无形的，但是学术论文、临床指南或临床试验论文之间的引用关系为这种知识流动轨迹提供了"沙中之迹"，如图 2 - 4（B）所示。因此，本书使用临床实践或临床试验类论文对生物医学论文的引用，作为对生物医学论文的使用，即临床对生物医学论文的引用可以间接地反映生物医学论文的临床价值。这与文献计量学中使用论文的被引情况来反映论文的学术价值或学术影响力相似。

基于此，生物医学论文的转化概率即为生物医学论文被临床试验或临床指南论文引用（即临床引用）的可能性大小。生物医学论文的转化概率越大，则说明论文中研究成果被临床指南或临床试验论文引用的可能性越大，临床价值也越大。反之，则被临床研究引用的可能性越小，临床价值也越小。

（二）转化概率的影响因素

影响生物医学论文转化概率的因素，即影响生物医学论文被临床指南或临床试验论文引用概率的因素，可以归纳为以下几个方面。

1. 时间

临床引用是引用的子集，与一般引用一样，其也具有时间累积性：一般论文发表的时间越长，其被临床引用的次数可能越多。同时，随着时间的推移，生物医学论文的研究内容可能被时代"淘汰"，出现"文献老化"现象。经数据统计分析，生物医学论文的临床引用情况在论文发表 10—15 年后趋于稳定（见第六章）。此外，不同时代的生物医学论文临床引用次数可能相差较大，例如，二战时期发表论文的临床被引次数可能比 Web2.0 时期论文的被引次数少。

2. 引用相关因素

包括总被引次数、参考文献数量和组成等。当论文的被引次数较多时，说明其成果被传播、扩散和认可的广度较大，因此可能有更多机会被临床研究者所发现、关注和使用。同时，参考文献的数量和组成会影响论文的总被引次数，相关研究表明论文的参考文献数量、参考文献主题的多样性等对论文的被引次数有显著影响。

3. 主题内容因素

例如，生物医学论文被标引的 MeSH 词的数量和组成，以及疾病、药物、基因等生物医学实体的数量和组成。生物医学论的主题内容可以直接决定论文的受众，从而影响其是否被临床引用。

4. 转化相关因素

包括转化位置、与转化相关的主题词或生物医学实体等。转化位置越大的生物医学论文，其与临床研究的知识距离越小，越容易被临床所发现、关注和引用。在生物医学三角理论中，Weber（2013）将 MeSH 词分为 A、C 和 H 三类，分别对应与动物、细胞/分子、人类相关的生物医学研究。其中与人类相关的研究更加偏向临床研究，也更容易被临床所发现、关注和引用。

5. 参考文献维度因素

论文的参考文献的引用相关信息、主题内容分布以及转化医学相关信息也可能对其临床引用情况有影响。例如，若论文参考文献中临床研究论文较多，则说明论文的研究基础与临床研究较近，即与临床的知识距离较小，可能更易被临床发现、关注和引用。

6. 施引文献维度因素

论文的施引文献的引用相关信息、主题内容分布以及转化医学相关信息也可能对其临床引用情况有影响。例如，若论文发表后短期内的施引文献有较多临床文献，那么可以预测其在后续时间可能会获得更多的临床引用。

7. 其他因素

除了以上一些因素，以往研究还发现一些与论文引用次数相关的因素，可能会影响论文的临床引用情况。例如，论文是否有项目基金支持、作者的数量、是否为国际合作、论文标题和摘要的长度、文本的可读性和复杂度、出版物以及文献类型。

三　转化强度

（一）转化强度的定义

在转化概率的基础上，本书进一步地将一篇生物医学论文的"转化强度"（Translational Strength）定义为该生物医学论文被临床试验或临床指南论文引用的次数。理论上，转化强度的取值为 1 到正无穷。当论文转化强度的值越大时，说明论文被临床研究引用的次数越多，其临床价值也越大。

（二）转化强度的影响因素

转化强度与转化概率一样，都是基于知识流动原理。两者的区别在于前者是 0 到 1 的概率问题，而后者是 0 到 N（N 为正整数）的数值问题。因此，影响转化强度的因素与影响转化概率的因素相同。

综上所述，生物医学论文临床转化分析的指标及其影响因素总结如图 2 – 5 所示。

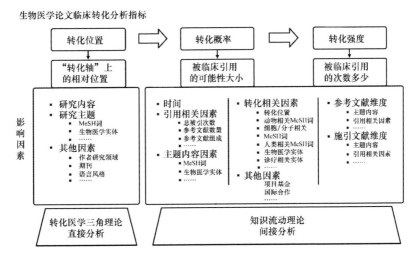

图 2 – 5　生物医学论文临床转化分析指标及其影响因素

第三节　基于知识图谱的生物医学论文临床转化分析方法框架

在上述理论分析的基础上，本书构建了一个基于知识图谱的生物医学论文临床转化分析方法框架，用于对生物医学论文的临床转化情况进行较为快速、立体的分析。具体地，本书将首先对总体方法框架和子方法构成，子方法与整体框架之间、子方法相互之间的内在逻辑关系进行概述。然后，对各个子方法的具体内容和步骤进行简要概述。

一　方法框架

如图 2-6 所示，基于知识图谱的生物医学论文临床转化分析方法框架由四个子方法构成：

（1）融合多源数据的生物医学知识图谱构建方法；

（2）基于知识图谱和表示学习的生物医学论文转化位置计算方法；

（3）基于知识图谱和多特征融合的生物医学论文转化概率和转化强度预测方法；

（4）验证性应用方法。

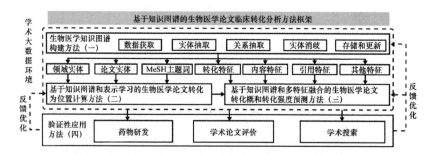

图 2-6　基于知识图谱的生物医学论文临床转化分析方法框架示意图

本书以学术大数据背景下生物医学论文临床转化分析的方法需求为起点，围绕基于知识图谱的生物医学论文临床转化分析方法创新展开研究。首先，增长迅速、数据庞大的学术数据既为论文临床转化分析提出了挑战，也为论文临床转化分析提供了丰富的数据资源。本书拟在海量生物医学论文的基础上，构建生物医学知识图谱，为本书研究提供数据基础和方法基础，由此设计和提出子方法（1）。然后，在理论研究的指导下，通过子方法（2）对基于知识图谱和表示学习的生物医学论文转化位置计算方法进行研究，并通过子方法（3）对基于知识图谱和多特征融合的生物医学论文转化概率和转化强度预测方法进行研究。最后，子方法（4）面向实际的科研场景，如药物研发结果预测、学术论文评价和学术搜索，对本书构建的指标体系和各方法进行验证性应用和反馈完善。

四个子方法一方面突出面向重点和关键问题的方法创新，另一方面也强调基础方法和支撑性技术的重要性。其中，子方法（2）是本书研究的核心方法之一，该方法进行生物医学论文"转化位置"计算方法探索。而转化位置是转化概率和转化强度预测的重要特征之一，因此子方法（2）也是子方法（3）的基础方法。子方法（1）构建的生物医学知识图谱是后续所有方法的数据来源和方法基础，因此，该方法是本书的基础方法，虽然其不是直接对生物医学论文进行临床转化分析，却是整个方法框架不可缺少的支撑性技术和资源。为了对本书的理论和方法研究结果进行验证，并通过实际应用场景的实践发现问题、改进方法模型，子方法（4）设计了验证性应用方法，对上述方法研究进行验证与反馈完善。

二　各子方法内容

（一）融合多源数据的生物医学知识图谱构建方法

本书拟在原始 PubMed 的基础上进行拓展，融合生物医学实体、引用关系、作者姓名消歧、基金项目等多源数据，进行实体抽取、实体消歧和实体关联等操作，构建满足论文临床转化分析需求的生物医学知识图谱。图 2-7 展示了融合多源数据的生物医学知识图谱构建过程。

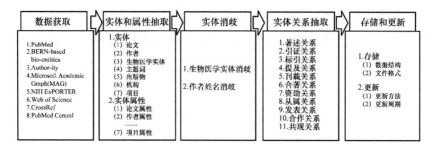

图2-7　融合多源数据的生物医学知识图谱构建过程示意图

因此，生物医学知识图谱构建方法由 5 个步骤组成：

1. 数据获取

从 PubMed 获取其收录的全部生物医学论文。为了对 PubMed 进行拓展，分别获取了基于 BERN 的生物医学实体数据集、作者姓名消歧数据集 Author-ity、Microsoft Academic Graph 学术图谱、NIH ExPORTER 基金项目数据集。此外，基于 Web of Science、CrossRef 和 Microsoft Academic Graph 数据集获取论文之间的引用关系。

2. 实体和实体属性抽取

实体包括生物医学实体（疾病、药物/化合物、基因/蛋白质等）和非生物医学实体（论文、作者、机构、主题词等）。

3. 实体消歧

包括生物医学实体消歧和作者姓名消歧。

4. 实体关系抽取

包括著述关系、引证关系、标引关系、提及关系等 11 种实体关系。

5. 存储和更新

（二）基于知识图谱和表示学习的生物医学论文转化位置计算方法

本书拟基于知识图谱和表示学习方法来计算生物医学论文的转化位置。方法的整体流程如图 2-8 所示，主要由以下 4 个步骤构成：

1. 数据获取和预处理

基于子方法（1）构建的生物医学知识图谱获取论文的 PMID、标题、摘要、生物医学实体等数据，并进行预处理备用。

2. 基于实体表示学习的论文转化位置计算

包括实体向量表示学习、基于实体表示的"转化轴"计算、论文向量化表示以及转化位置计算等步骤。

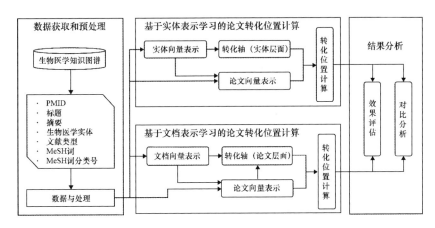

图2-8 基于知识图谱和表示学习的论文转化位置计算方法流程图

3. 基于文档表示学习的论文转化位置计算

包括文档向量表示学习、基于文档表示的"转化轴"计算、论文向量化表示和转化位置计算等步骤。

4. 结果分析

包括转化位置计算方法的效果评估,以及两者转化位置计算方法结果的对比分析。

(三) 基于知识图谱和多特征融合的生物医学论文转化概率和转化强度预测方法

本书将生物医学论文的转化概率计算和转化强度计算分别转化为机器学习分类问题和回归问题。具体的方法分为以下几个步骤:

1. 难点和可行性分析

对基于机器学习的生物医学论文转化概率、转化强度预测的实现难点,以及可行性进行具体的定量和定性分析。

2. 数据获取和预处理

包括数据获取、论文临床引用情况分析、分类和回归的结果变量获取，以及机器学习的训练集和数据集划分。

3. 特征构建

包括特征维度划分、构建特征工程、具体特征抽取和特征值计算以及特征归一化等步骤。

4. 模型训练

包括分类器训练、回归模型训练、模型选择与参数调整、模型效果评价以及特征重要性计算等步骤。

5. 转化概率和转化强度预测

包括概率预测、概率校准和强度预测。

（四）验证性应用方法

本书拟将生物医学论文临床转化分析在实际的科研问题和场景中进行应用，以验证本书理论和方法的正确性和有用性。具体将在以下三个方面进行：

1. 在药物研发结果分析中的应用

包括药物研发过程中论文临床转化指标的变化情况分析、药物研发结果的预测模型构建等。

2. 在学术论文评价中的应用

包括三个转化指标之间关系的分析，以及三个转化指标与经典的学术论文评价指标——"论文引用量"之间的关系分析。

3. 在学术搜索中的应用

包括结合论文临床转化分析与查询意图的学术搜索应用、学术论文格式化检索以及生物医学专家检索等。

第四节　本章小结

本章对生物医学论文的临床价值进行了定义，并对其特点和显现机理进行了分析。在此基础上，结合转化医学三角理论和知识流动理论，从直接分析和间接分析两个视角，提出了三个生物医学论文临床转化分析的指标：转化位置、转化概率和转化强度。针对转化位置，本章从MeSH词、生物医学实体和其他三个方面分析了其影响因素。针对转化概率和转化强度，本章从时间、引用相关、主题内容、转化相关等七个方面分析了其影响因素。

　　在此基础上，本章进一步给出了一个基于知识图谱的生物医学论文临床转化分析的整体方法框架。该框架由融合多源数据的生物医学知识图谱构建方法、基于知识图谱和表示学习的生物医学论文转化位置计算方法、基于知识图谱和多特征融合的生物医学论文转化概率与转化强度预测方法及验证性应用方法组成。本章简要概述了各个子方法的内容、子方法与整体框架之间以及各个子方法之间的内在逻辑关系。

第三章　融合多源数据的生物医学
知识图谱构建

生物医学知识图谱是本书的方法基础和数据基础。在上一章方法框架指导下，本章将在 PubMed 2020 Baseline 的基础上，融合基于 BERN 的生物医学实体数据集、Author-ity 数据集、Microsoft Academic Graph 学术图谱、NIH ExPORTER 项目数据以及 Web of Science 和 CrossRef 等数据库中的引用数据等多源数据，进行实体和实体属性抽取、实体消歧、关系抽取等操作，完成生物医学知识图谱的构建，并对知识图谱的基本信息进行统计和描述。

第一节　构建背景

生物医学知识图谱是本书研究的数据基础和方法基础。首先，本书的研究对象（生物医学论文）是该知识图谱的重要组成部分。其次，该知识图谱中随时间累积的论文、引证关系、MeSH 词标引信息、作者信息等各方面的数据，是生物医学论文的临床转化分析不可或缺的数据资源。最后，在知识图谱构建过程中，生物医学实体抽取与消歧、作者消歧、实体关系抽取等方法，也是论文临床转化分析中论文特征获取、论文向量表示等方法的重要基础。此外，本书研究的所有实验（包括验证性应用部分）的数据也都直接来源于该知识图谱。

从方法上来说，本书拟在 PubMed 数据库的基础上进行扩展，构建生物医学知识图谱。

事实上，PubMed 本身就可以被看作一个知识图谱：文献的元数据例如作者、关键词、MeSH 词、标题、摘要及作者机构等，可以通过共有的资源（如 MeSH 词表、作者、机构等）或关系（语义或共现关系）等链接起来，以知识图谱的形式呈现。一方面，原始的 PubMed 收录全面、免费开源、资源丰富，是生物医学领域的重要数据资源，也是文献计量学、领域知识发现等研究的重要工具和数据源之一。而另一方面，由于数据缺失（如 MeSH 词缺失）、数据歧义（如作者姓名歧义）、自然语言一词多义等问题，原始的 PubMed 也在一定程度上阻碍了知识发现、降低了文献计量等研究的精准度，也无法满足本书对论文临床转化情况进行快速、合理分析的数据需求。

生物医学实体（例如，疾病、药物、基因和蛋白质）是生物医学领域的主要研究对象，也是生物医学研究创新的基础。然而，目前不同语言体系（包括 SNOMED CT、ICD、PubChem 和 CHV 等）在不同的子领域被采用，既阻碍了各个领域（基础、临床、药学和公共卫生等）学者之间的知识传播和学术交流活动的有效性，也使得生物医学子领域之间的知识代沟进一步加深。由于缺乏统一性，这些内嵌在学术论文中的实体名称增加了知识转化的成本和难度，跨领域的生物医学研究和成果转化成为一个艰巨的任务。同时，学术论文摘要和标题中提及的生物医学实体代表了研究对象和核心内容，对其进行抽取和标准化，有利于论文临床转化情况的分析和比较研究。随着自然语言处理和深度学习等技术的兴起、生物医学学术文本的开放获取，已经有学者针对生物医学实体抽取和消歧，进行了大量的研究。长短期记忆网络（Lample et al.，2016）、条件随机场、预训练语言模型 BERT（Lee et al.，2019）和 ELMo（Peng et al.，2019）等深度自然语言处理模型被广泛用于生物医学实体自动抽取任务，并取得了较为理想的结果。本书将整合基于 BERN 的生物医学实体抽取和消歧结果，对全体 PubMed 论文中的生物医学实体进行抽取和标准化。

此外，非生物医学实体（包括作者、项目和机构等）和实体之间的语义关系（包括著述关系、合著关系、合作关系、资助关系、引证关系、共现关系等），蕴含了生物医学论文丰富的信息和特征，对于生物医学论文的临床转化分析（尤其是转化概率和转化强度的预测分析）

具有重要意义。相关的学者或机构在以往的研究中，虽然针对生物医学论文中的某一个或者某几个实体或实体关系，进行了一定程度的研究和探索，并积累了一些相关的数据资源和理论方法，如作者姓名消歧数据集、论文引证网络和基金项目数据，但缺乏对这些数据的融合和标准化。本书将在 PubMed 2020 Baseline 的基础上，融合多源数据集，基于实体之间的多维语义关系，进行实体链接和融合，进一步扩展生物医学知识图谱，为生物医学论文临床转化分析提供可靠的方法基础和数据保障。

综上所述，本书将在原始 PubMed 的基础上进行扩展，融合生物医学实体、引用关系、作者姓名消歧、基金项目等多源数据，进行实体抽取、实体消歧和实体关联等操作，构建满足论文临床转化分析需求的生物医学知识图谱。

第二节　多源数据集

首先，根据生物医学知识图谱构建的需求，选取相应的数据源。本书的主要数据来源是 PubMed 2020 Baseline 的全部生物医学论文，此外，为了对 PubMed 进行扩展和完善，还获取了基于 BERN 的生物医学实体数据集、作者姓名消歧数据集 Author-ity、Microsoft Academic Graph（MAG）学术知识图谱、NIH ExPORTER 基金项目数据集，以及 Web of Science、CrossRef、PubMed Central 和 MAG 中与 PubMed 论文相关的引用数据。

然后，通过网页下载、向数据作者发送请求等方式，获取上述数据集。最后，对各个数据集进行简单清洗和预处理，了解数据集的基本情况，为后续步骤做准备。

一　PubMed 数据集

PubMed 收录了包括期刊出版商直接提供的以及 MEDLINE 和 PRE-MEDLINE 数据库中收录的 3000 多万篇生物医学文献的题录信息，其中的部分文章还可从 PubMed Central 和出版商处免费获取全文。美国国立医学图书馆每天都会对 PubMed 进行更新，PubMed 2020 Baseline 版本是目前的稳定版本，发布时间为 2019 年 12 月 16 日（因为一些期刊论文会在线预先发表，所以该数据集中也包含出版日期在 2019 年 12 月 16 日之后的论文）。2019 年 12 月 16 日之后，新增的论文存放在另外一个文件夹（"Index of/pubmed/updatefiles"）中。需要说明的是，为了本书研究的可重复性和稳定性，本书使用 PubMed 2020 Baseline 的全部论文。

2020 年 8 月 20 日，笔者从美国医学图书馆的 FTP 服务器下载得到 PubMed 2020 Baseline 的全部数据，包括 1015 个压缩的 XML 文件（如 pubmed20n0001. xml. gz）、1015 个数据校验文件（如 pubmed20n0001. xml. gz. md5）和 1 个说明文件（README. txt）。每一个 XML 文件中存储有多篇生物医学论文的题录信息，具体包括论文 ID（PMID）、数字对象唯一标志符（DOI）、出版时间（PubMedPubDate）、主题词（MeshHeading）、作者（Author、LastName、ForeName 和 Initials）、语言（Language）、文献类型（PublicationType）、国家（Country）、期刊（Journal）、论文题目（ArticleTitle）和论文摘要（Abstract）等。通过解析统计，PubMed 共 30，477，134 篇生物医学论文，出版时间跨度为 1781 年到 2019 年。

二　生物医学实体数据集

BERN 是 Biomedical Entity Recognition and Multi-type Normalization Tool（生物医学实体识别和多类型归一化工具）的简称，由 Korea University 的 Jaewoo Kang 等于 2019 年开发和实现，对所有 PubMed 论文进行了生物医学实体的自动提取和消歧。BERN 包含两个主要模块：生物医学实体自动识别模块和多类型生物医学实体归一化模块。

生物医学命名实体识别一直是自然语言处理和医学信息学领域的重点和难点问题。与之前的生物医学实体识别方法如条件随机场、长短期记忆网络和规则模板匹配等相比，BERN 采用了深度双向预训练的 Transformer（即 Bidirectional Encoder Representations from Transformer，BERT）。BERT 由 Google 在 2018 年首次提出，最近几年刷新了绝大多数的自然语言处理任务。在 BERT 模型中，Transformer 模型通过多头注意力机制、双向 encoding，使得语言模型的训练更加有效。Google BERT 是基于英语维基百科和 BooksCorpus 数据集构建的通用预训练语言模型，直接地应用于生物医学领域的下游任务效果并不理想。因此，Lee 等（2019）重新基于 PubMed 和 PubMed Central 作为原始语料训练得到了生物医学领域预训练语言模型 BioBERT，在将其精调用于下游任务——生物医学实体识别时，他们使用了 WordPiece 分词技术来最大限度地识别未登录生物医学实体。WordPiece 对词汇进行双字节编码，除了可以通过字节间的重新组合得到未登录词的向量表示，也可较好地减少词典的数量，提升训练速度和增强不同词在语义上的区分度。BioBERT 在生物医学实体识别任务上的结果，相对于当时的 state-of-art 在 F1 分数上有 0.62% 的提升。BioBERT 的详细代码和操作说明可以在 github 免费获取①。

　　一个生物医学实体可能存在多个名称变体，同一个词也可能有多种意义，例如药物阿司匹林存在包括 aspirin、acetylsalicylic acid、ecotrin 和 Easprin 等 30 多个名称。因此，对生物医学实体进行归一化十分必要。BERN 在先前多个归一化模型的基础上，整合多个生物医学词典，提出了一种多类型生物医学实体归一化模型，给每一个生物医学实体分配唯一 ID，详情见表 3－1。

表 3－1　**BERN 中多类型生物医学实体归一化模型具体情况**

实体类型	归一化模型	词典	ID 数	名称数	名称数/ID 数
基因/蛋白质	GNormPlus	Entrez Gene	139375	248581	1.8
疾病	Sieve-Based entity Linking	MeSH、OMIM、SNOMED-CT、PolySearch2	32954	172560	5.2

① BioBERT. https：//github. com/dmis-lab/biobert.

续表

实体类型	归一化模型	词典	ID 数	名称数	名称数/ID 数
药物/化合物	tmChem with-out Ab3P	MeSH、ChEBI、DrugBank、US FDA-approved Drugs	518223	2571570	5.0
物种	词典查找	NCBI Taxonomy	398037	3119005	7.8
变异	Tm Var 2.0	dbSNP、Clin Var	208474	302498	1.5
总计			1297063	6414214	4.9

Jaewoo Kang 等（2020）将基于 BERN 的 PubMed 生物医学实体识别结果免费发布，并为用户提供多种使用接口[①]。图 3 - 1 是基于网页版 BERN 的生物医学实体识别结果示例，用户只需提供需要进行实体识别的自由文本或是 PubMed 论文的 PMID，点击"提交"，网页便可以返回如图所示的结果。同时，用户还可以下载 Json 版本的识别结果，包括每个实体的类别、实体在文本中的起始位置、每个实体的唯一 ID 和实体识别的准确度。除了网页服务外，如果用户需要对多篇 PubMed 论文进行批量识别，BERN 提供了相应的 API 接口，供用户在自己的程序中调用，得到 Json 格式对的结果。当用户的需要超过 1 000 篇论文或者有其他需求，则需要向 BERN 团队发送请求。此外，BERN 还提供了1800万多篇 PubMed 论文（标题和摘要）的生物医学实体识别结果，压缩文件大小约23G，用户可以通过 Google Drive 免费下载。为了节约时间、保证生物医学实体识别质量，本书通过邮件联系作者，获取了基于 BERN 的 PubMed 2020 Baseline 论文（标题和摘要）的生物医学实体识别数据集。

---

① BERN. https：//bern. korea. ac. kr/.

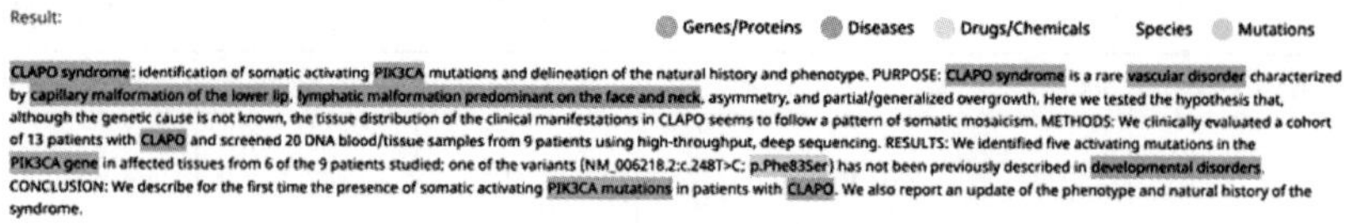

图 3 – 1　基于 BERN 在线接口的生物医学实体识别结果示例

通过对基于 BERN 的 PubMed 2020 Baseline 生物医学实体数据集的统计分析，发现共有 28998696 篇论文的标题或摘要中含有生物医学实体，实体包含基因/蛋白质（Genes/Proteins）、疾病（Diseases）、药物/化合物（Drugs/Chemicals）、物种（Species）和变异（Mutations）等五种，各种生物医学实体的统计信息如表 3 – 2 所示。

表 3 – 2　　**PubMed 2020 Baseline 中生物医学实体统计信息**

	基因/蛋白质	疾病	药物/化合物	物种	变异
抽取的实体实例数目	91213528	98877893	85467211	69847523	1485737
论文数量	8324329	15358726	11681294	15765389	407533
归一化后的实体数量	27317	32954	138275	112203	208474

三　Author-ity 数据集

Author-ity[①] 是美国伊利诺伊大学芝加哥分校的 Torvik 和 Smalheiser 针对 PubMed 论文进行作者姓名消歧的结果数据集。目前 Author-ity 包含两个版本，即 Author-ity 2006 和 Author-ity 2008，这两个版本分别基于 PubMed 的不同版本。目前，Author-ity 主要通过 Firefox 的插件工具向用户提供服务，全数据库并不公开。但可以通过邮件向数据库作者发送请求，接受并签署相关的使用条款，来免费获取用于非商业性的学术用途。本书通过与数据库组作者联系、沟通，获取了 Author-ity 2008 版

---

①　Author-ity. http：//abel. lis. illinois. edu/author-ity. html.

本的全部数据，该版本是基于 PubMed 2009 Baseline 数据集，包含有
PubMed 收录的 2009 年前发表的全部生物医学论文的作者姓名消歧
结果；同时也包含了 93228 篇在 2009 年发表论文（大部分是预印本
论文）的作者姓名消歧结果。Author-ity 使用与作者和期刊有关的信
息来确定两个或两个以上相同名称（或者姓名字符串高度相似）的
作者是否为同一作者，作者姓名消歧的召回率高达 98.8%，是目前
针对 MEDLINE 数据库论文作者姓名消歧义最权威的方法和数据集
之一。

四　Microsoft Academic Graph（MAG）数据集

Microsoft Academic Graph（MAG）是由微软学术小组开发和维护的
一个异构学术知识图谱，包含期刊论文、会议论文、书本、作者、期
刊、会议、机构等多种类型节点，以及引用关系、作者—论文、作者—
机构等多种关系。MAG 每周更新一次。笔者通过印第安纳大学伯明顿
分校购买的 Microsoft Azure 云服务获取了 2020 年 1 月 23 日发布的 MAG
全部数据。解压的 MAG 数据大小约 540GB，以纯文本的格式保存，统
计可知，该数据集包含 2.3 亿多篇文献、2.4 亿左右作者、2.5 万多个
作者单位、1.6 万多场次学术会议和约 4.9 万本期刊。MAG 收录全面、
信息丰富，为全局视角的科学计量研究提供了宝贵的资源。

MAG 对文献是否包含公开数据资源以及数据资源类型使用专门的
字段进行标注。在文献扩展信息表中，通过 AttributeType 和 At-
tributeValue，对文献原始来源 ID 进行了标注，例如 PatentId、PubMe-
dId，PmcId 等，以方便 MAG 数据集与其他数据源融合。本书通过统计
PubMedId 的数目，发现该版本的 MAG 中有 27 447 537 篇论文（发表时
间范围为 1786—2019 年）来源于 PubMed。利用 PubMedId 可以将这些
论文与 PubMed 数据集直接相连。

在作者姓名消歧方面，MAG 采用了众包和机器学习结合的方式。
MAG 基于网页版的学术搜索网站 Microsoft Academic Search，允许作者
自主建立自己的学术档案，通过众包的方式（学者认领论文、手动合

并个人信息），一方面可以直接修正作者与论文的对应关系[1]；另一方面，这些人工"标注"的数据也被作为基于机器学习的作者姓名消歧方法训练数据的补充，来提高机器学习算法的性能。同时，为了防止一些用户的恶意认领或篡改数据，MAG 还开发了相应的恶意篡改识别算法，来提高作者姓名消歧的准确性。在机器学习方面，MAG 整合了作者的研究领域、发文历史、学科背景、机构、合作等各方面的信息，构建特征工程，并利用人工标注数据，基于有监督的机器学习算法对同名作者进行区分，对置信度满足 97% 以上的作者记录进行合并。与 Author-ity 相比，MAG 采用的机器学习算法更加强调准确性（牺牲召回率为代价）。

五　NIH ExPORTER 数据集

NIH ExPORTER[2] 是美国卫生部（NIH）"开放政府"（Open Government）计划的重要组成部分，旨在提高健康卫生项目活动的信息公开程度、质量和可用性。NIH ExPORTER 向公众提供 NIH 资助项目的详细管理信息，并提供 CSV 和 XML 格式的全部数据下载途径。NIH ExPORTER 的前身是 CRISP 系统[3]，ExPORTER 中 1970—2009 年的数据直接从 CRISP 系统导入。

NIH ExPORTER 提供由美国健康卫生相关部门，例如美国疾病预防控制中心（CDC）、卫生部（NIH）、卫生资源与服务管理局（HRSA）、药品滥用和精神卫生服务管理局（SAMHSA）等资助的项目信息。本书2020 年 1 月 20 日在 ExPORTER 网站下载获取了 1985 年至 2020 年间CSV 格式的 NIH ExPORTER 数据，包含 34 个独立的 CSV 文件。

针对每个具体的资助项目，NIH ExPORTER 提供项目的详细信息和摘要文本、项目发表的论文、专利和临床试验的信息。具体地，ExPORTER 包含 49 个数据字段，包括每个财政年的项目资助金额（如 DI-

---

① Microsoft Academic Graph. https：//www. microsoft. com/en-us/research/project/academic/articles/microsoft-academic-uses-knowledge-address-problem-conflation-disambiguation/.

② NIH ExPORTER. https：//exporter. nih. gov/default. aspx.

③ NIH CRISP. https：//exporter. nih. gov/CRISP_ Catalog. aspx.

RECT_ COST_ AMT 和 TOTAL_ COST）、首席研究员的个人信息（如 PI_ ID 和 PI_ NAME）和项目的具体信息（如 PROJECT_ START、PO-ROJECT_ END、PROJECT_ TERMS 和 PROJECT_ TITLE）等。据统计，在 PubMed 文献的所有资助项目中有 80.7% 可以在 ExPORTER 中找到。目前，ExPORTER 的数据保持每周更新一次。ExPORTER 为每个研究员提供唯一的 PI_ ID，以及项目资助发表论文的 PMID，为 PubMed 中作者姓名消歧提供了有效的验证方式。将在下文作者姓名消歧中具体介绍。

六　PubMed 引用数据集

原始的 PubMed 数据库并不包含论文之间完整的引用数据，使得基于 PubMed 的引用相关研究成为障碍。由于引文数据库 Web of Science 提供被 PubMed 收录论文的 PMID，Ke（2020）使用 Web of Science 中的论文引用数据，对发表在 1980—2002 年间的 PubMed 部分文献的引用情况进行了补充，并基于此对比了生物医学领域中基础研究论文与临床医学论文被引量之间的差异。Xu 等（2020）将通过论文的唯一编号（PMID）将全部 PubMed 论文与 Web of Science 进行映射，将引用情况作为知识图谱中论文实体的一个属性。此外，PubMed Central 中也包含有 600 多万篇论文开放获取生物医学论文的引用数据，可以通过解析 XML 文件得到。

开放引用倡议（Initiative for Open Citation，I4OC）① 由学术出版商、相关学者和其他利益相关第三方于 2017 年发起，旨在促进学术论文的相关引用数据的开放获取和便捷使用。目前，全球大部分的出版商已经加入该项目，其中包括最著名的 Springer Nature、Elsevier、SAGE、Wiley 和 Taylor & Francis 等。据统计，I4OC 已经包括了全部学术引用数据的 80% 以上。加入 IO4C 的成员将其引用数据公开在 CrossRef② 平台

---

① Initial for Open Citation. https：//i4oc. org/.
② Crossref. http：//www. crossref. org/.

上，后者是学术出版物的数字对象标志符（Digital Object Identifier, DOI)①注册机构。因此，其中的论文与 DOI 一一对应。由于 PubMed 中发表在 2000 年之前的论文没有 DOI，所以，2000 年之前的论文引用数据无法从 CrossRef 获得。

综上所述，本书通过以下几个步骤来获取 PubMed 论文的引用数据：

（1）通过 PMID 号与 Web of Science 数据库②中论文的 PMID 进行映射，来获取 Web of Science 数据库中 PubMed 论文与 PubMed 论文之间的引用数据。

（2）本书通过 PubMed 论文的 DOI 与 CrossRef 数据中论文的 DOI 进行映射，获取 CrossRef 数据中 PubMed 论文与 PubMed 论文之间的引用数据。

（3）通过解析 PubMed Central 的 XML 文件，获取了一部分 PubMed 论文之间的相互引用数据。

（4）由于 Web of Science 收录的期刊并不能涵盖 PubMed 中的全部期刊，其 CrossRef 中不包含 2000 年以前发表的 PubMed 论文，因此，本书进一步补充了微软学术图谱（MAG）中的 PubMed 的引用数据。通过 PubMed 的 PMID 与 MAG 数据库论文的 PubMedId 进行映射，获取了 2700 多万篇发表在 1786—2019 年间 PubMed 论文之间的引用数据。

（5）综合上述获取的多个引用数据集，进行去重处理，最终得到有关 PubMed 2020 Baseline 论文引用关系 47946785 对引用关系。1960—2019 年间发表的 PubMed 论文的引用关系随年份的分布情况如图 3 - 2 所示。

---

① Digital Object identifier. https：//www. doi. org/.

② Web of Science 使用并不免费，作者使用的是印第安纳大学布卢明顿分校的网络科学研究（Indiana University Network Science Institute）所提供的版本，用户需要有印第安纳大学电子资源的访问权限且提出使用申请。

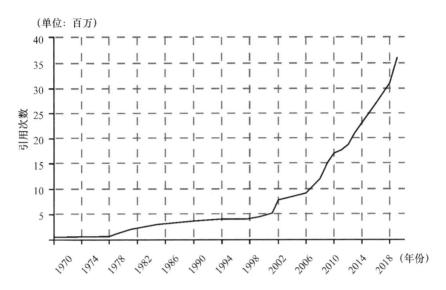

图 3 - 2　**PubMed 论文的引用关系随时间的分布情况**

第三节　实体和实体属性

本书构建的生物医学知识图谱主要包含两大类实体：生物医学实体和非生物医学实体。

一　生物医学实体

生物医学实体指具有特定生物学意义的领域实体，主要包括基因（Gene）、蛋白质（Protein）、疾病（Disease）、药物（Drug）、物种（Species）和变异（Mutation）。不同意义和类别的生物医学实体，对生物医学论文的临床转化分析具有重要作用。例如，基因、变异或蛋白质等实体可以表明研究成果处于分子或细胞等层面，更加倾向于基础医学方面。不同的物种也可以说明研究的不同层次，动物或是细胞实体则偏向于基础医学，而与人类相关的物种实体，则偏向于临床研究。疾病、治疗药物等实体，也可以在一定程度上说明研究成果在临床上的应用。为了避免重复工作、保证生物医学实体抽取的质量，本书直接使用

2019 年生物医学实体抽取的 state-of-art（基于 BERN 的生物医学实体抽取方法）结果。在上一节，本书已经对 BERN 的原理和细节进行了相关介绍，在此不再赘述。本书直接通过对 BERN 结果的 json 格式文件进行解析。具体地，针对每一篇 PubMed 论文，本书解析得到 PubMed 论文编号 PMID 和生物医学实体抽取结果。针对每一个实体，实体的属性包括实体名称、起始位置、实体的类别、实体的唯一编号、实体抽取的准确度等。利用 PMID，可以将实体抽取结果与 PubMed 中的具体文献关联起来。各类实体的具体统计信息如表 3 - 2 所示。

二 非生物医学实体

非生物医学实体则主要包括论文（Article）、作者（Author）、主题词（MeSH）、期刊或会议（Venue）、机构（Affiliation）和项目（Project）等。论文实体即 PubMed 中收录的全部论文，具有论文编号 PMID、标题、摘要、作者关键词、是否基金资助、作者数目、出版年份、发表期刊信息（期刊名称、期、卷、页码等）等属性。论文实体是本书的研究对象，即生物医学论文。

作者实体是论文的创作者，其包含作者姓名（ForeName、LastName、Initials）、作者唯一 ID、邮箱、发文量、参与项目数、被引次数等属性。作者实体和相关属性通过解析 XML 格式的 PubMed 文件得到，并整合 Authority、NIH ExPORTER 和 MAG 中的作者信息进行了作者姓名消歧（将在下一节中具体介绍）。

主题词实体是由美国国立医学图书馆的专家依据医学主题词表（Medical Subject Headings）和论文的内容，为论文标引的主题词。通过与 MeSH 词表进行映射，可以得到其类别、类别编号、树状层级等属性。不同类别的 MeSH 词可以反映论文研究的内容和主题的差异，Weber（2013）、Hutchins 等（2019）和 Ke（2019）都采用了论文的 MeSH 来识别转化研究或是对研究进行基础和临床的分类。

期刊或会议实体是论文发表的载体，其具有期刊（或会议）名称、所属学科领域、ISSN 号（ISSN_ print 和 ISSN_ online）等属性。期刊（或会议）是一类具有相同研究主题或研究层次论文的集合，一些期刊主要刊登基础类研究，如 Journal of Molecular Biology、Biochemistry 和 RNA；一些期刊则聚焦在临床研究，如 Annals of Internal Medicine、Nutrition in Clinical Practice；还有一些期刊属于综合性期刊（如 Nature、Science、PNAS），刊发混合类型的研究。早期文献计量学领域的学者在研究转化医学时，就通过对期刊的研究类型（基础研究、转化研究、临床研究等）进行划分，来判断刊载在相应期刊上论文的研究类型（Narin et al.，1967；Narin et al.，1988）。本书通过对 XML 格式的 PubMed 文件进行解析得到期刊及其属性信息。

机构实体是论文作者的所属机构，机构包含机构编号、名称、地址、邮编、城市、国家等属性。本书使用 Affiliation Parser Library（APL）① 对 PubMed 论文进行机构信息抽取。APL 是一个 Python 包，2018 年由宾州大学的博士生 Titipat Achakulvisut 发布在 Github 上，它可以快速、准确地对 MEDLINE 和 PubMed 论文中的机构信息进行抽取和解析，返回较为准确统一的机构字符串，包括学院（系）、机构、邮编、地址和国家等信息。

第四节　实体消歧

在本书研究中，生物医学知识图谱主要的实体消歧包括两个方面，即生物医学实体消歧和作者姓名消歧。本书直接使用基于 BERN 的 PubMed 2020 Baseline 生物医学实体抽取和消歧结果，其生物医学实体消歧方法在上一节已有介绍，不再赘述。本节将主要介绍 PubMed 作者姓名消歧的现状、本书的作者姓名消歧方法以及消歧效果。

一　作者姓名消歧研究现状

随着生物医学论文数量的迅速增长，作者姓名消歧（Author name disambiguation，AND）已经成为一个亟待解决的关键性问题，对于学术搜索、知识发现和文献计量等领域具有重要意义。作者姓名消歧问题主

---

① Affiliation Parser Library（APL）. https：//github. com/titipata/affiliation_ parser/wiki.

要是由于缺乏对姓名标注的统一标准，目前作者姓名主要包括两种类型的歧义：一是同一位作者的名字有多种写法，例如 "Zhang San" "S zhang" "San Zhang" "Zhang, S" 等均可代表 "张三" 的英文名，当名字中的音节增多或者存在中间名（Middle Name）时，名字的标注方式更加复杂多变。二是不同的作者具有相同的姓名标注，例如同名同姓者或者名字的缩写相同等情况；再如，在 PubMed 中作者姓名全用英文标注，"Zhang Wei" 可能代表具有相同名字（张伟）的不同作者，也可能代表不同名字的不同作者，包括张薇、张维、章伟、张为等等。作者姓名歧义问题直接影响学术搜索的准确率和召回率（第一种类型会导致搜索结果的召回率低，而第二种结果会降低搜索结果的准确率）、文献计量和知识发现的结果准确性和可靠性。

目前，文献计量学、数字图书馆和医学信息学等领域的学者已经对学术论文的作者姓名消歧进行了较为深入的研究。首先，一些学者利用人工收集调查学者的在线简历或个人简介等网页来进行作者姓名消歧（Yamashita and Yoshinaga，2014）。这种方法虽然准确率高，但是消歧的成本非常高，难以大规模推广。在这种方法的基础上，一些学者则尝试利用一些简历数据库来进行批量消歧，例如 Thomson Reuters 公司通过 "HighlyCited. com" 数据库向用户提供杰出学者的在线简历。但是"HighlyCited. com" 等数据库也具有明显局限，其仅提供一类作者的相关数据，并不能覆盖某个领域或组织的全部科研人员。而且 "Highly-Cited. com" 的数据是由高被引论文的作者资源注册，因此数据库的覆盖率难以保证。近年来，Google Scholar（2004）[1]、ORCID（2012）[2] 等全领域学者数据集的相继出现和完善，成为了手工数据收集的低成本替代方案。这些学术网站，通过学者的积极参与和注册，为作者姓名消歧提供了较高准确度和公开透明的数据资源。同时，这些数据集也存在明显的缺点：（1）这些数据仍存在选择偏倚，作者注册依据自愿原则，因此并不是所有论文作者都进行了注册，而且 Google Scholar 在一些国

① Google Scholar. https：//scholar. google. com/.
② ORCID. https：//orcid. org/.

家和地区还不能访问。（2）数据监管还需提高。一方面这些网站允许一个用户注册多个账号，另一方面一些用户还存在恶意造假等行为。虽然一些措施，例如一些期刊在投稿时强制要求作者提供 ORCID、恶意造假识别算法的开发等，在对这些数据资源不断完善，但是仅靠这些数据集仍不能满足作者姓名消歧的要求。

随着大量学术资源的开放获取和机器学习等方法兴起，作者姓名自动消歧为克服以上方法的局限性提供了可能。多个机器学习社区对作者姓名消歧研究进行了关注和支持。例如，知识发现和数据挖掘国际顶会 KDD（2013）和清华大学 AMiner 团队（2018）分别在著名的数据挖掘和机器学习竞赛平台 Kaggle 发布作者姓名消歧任务①②，根据提供的数据和信息预测给定论文对的作者是否为同一个作者。自动作者姓名消歧主要基于姓名字符串本身之外的特征，包括作者机构信息、国家信息、合著信息、引用信息、发表期刊、学科领域、写作风格等特征及其组合，来估计两个相同姓名字符串指向同一作者的可能性。从实现方法上看，自动作者姓名消歧主要分为无监督的机器学习和有监督的机器学习。前者典型的研究工作有：Han 等（2015）针对从 DBLP 数据库中抽取的 14 个作者姓名数据集和从作者主页中抽取的两个数据集，设计了一个层级朴素贝叶斯混合模型，并挑选合著者、论文标题和期刊标题三个方面的特征，对作者进行姓名消歧，最后结果比基于 K-means 的聚类算法提升了 54.1% 至 63.2%。Torvik 和 Smalheiser（2009）利用自动生成训练集的方式，整合多维特征信息对作者的姓名进行向量化表示，然后通过计算向量之间的相似性来对 PubMed 进行作者姓名消歧，最后形成了 Author-ity 数据集。该数据集目前被认为是 PubMed 作者姓名消歧最权威的结果之一，经常被后续的研究作为"金标准"。Liu 等（2014）针对 PubMed 论文，提出来一种传递违规校正（Transitivity Violation Correction）方法来减少作者姓名消歧的假阳性情况，其结果与经典的

---

① KDD Cup 2013-Author Disambiguation Challenge（Track 2）. https：//www. kaggle. com/c/kdd-cup-2013-author-disambiguation.

② Name Disambiguation. https：//www. kaggle. com/c/naname-disambiguation.

Author-ity（Torvik and Smalheiser，2009）相比，整体的消歧错误率降低了2%。

在基于有监督机器学习的作者姓名消歧方面，Zhang 等（2007）提出了一种基于约束的概率模型，该模型基于两篇文献中的合作关系、共同作者情况、引用情况、共同电子邮件和用户反馈等约束，进行有监督的作者姓名消歧，其结果相对于基线，其准确率（79%）、召回率（71%）和 F 分数（75%）均有较大提升。Treeratpituk 和 Giles（2009）选取 MEDLINE 论文的期刊信息、合著者信息、论文元数据以及论文 MeSH 词之间的从属关系作为学习特征，利用随机森林算法来进行作者姓名消歧。结果表明，对于作者姓名消歧具有决定性影响的因素是姓氏和中间名。与 Treeratpituk 和 Giles 的结果不同，Liu 等（2014）通过将论文的 MeSH 词信息加入机器学习特征，有效地提高了作者姓名消歧的效果。这说明 MeSH 可以表明作者的研究领域和研究兴趣，相同研究兴趣的同名作者更可能是同一作者，但 PubMed 中大量的文章并没有被标引 MeSH 词。Vishnyakova 等（2019）随机从 MEDLINE 中选取 2000 篇论文，利用众包和领域专家评定的方式来构建作者姓名消歧的训练集，在此基础上提炼自动消歧的特征，以提高作者姓名消歧的准确度。最后十折交叉检验的结果表明，姓名字符串的模糊性分数和姓氏的长度是作者姓名消歧的重要特征。

二　本书的作者姓名消歧方法

本书在融合 Author-ity 和 Microsoft Academic Graph（MAG）数据的基础上，利用美国卫生部（NIH）基金资助的学者信息来对 PubMed 数据集的作者进行姓名消歧和效果检验。

Lerchenmueller 等（2016）首次利用得到 NIH 基金资助的学者的专家编号（PI_ ID）对 Torvik 和 Smalheiser（2009）的 Author-ity 作者姓名消歧结果进行分析和验证，结果表明 Author-ity 的作者姓名消歧的准确率（99.51%）和召回率（99.64%）都比较高。然而，Author-ity 仅对 PubMed 2009 Baseline 的文章进行了作者姓名消歧，远不能满足本书的需求。幸运的是，虽然 Lerchenmueller 的研究并没有真正地进行作者姓名消歧，但其研究方法提供了对 PubMed 作者姓名消歧结果的检验方法。同时，MAG 作为面向全领域的异构学术图谱，对生物医学论文进行了广泛收录，并进行了较为严谨可靠的作者姓名消歧处理，为 PubMed 论文的作者姓名消歧提供了数据支持。

因为 Author-ity 是 PubMed 论文作者姓名消歧的"金标准"，本书将 Author-ity 对 2009 年前发表论文的作者姓名消歧结果作为基础；同时，本书使用 MAG 的作者姓名消歧结果对 Author-ity 的结果进行补充；最后使用 Lerchenmueller 等（2016）提出的准确率、召回率和 F1 分数来对整体消歧效果进行评估。具体的步骤如下：

首先，本书把 Author-ity 数据集中经过消歧的作者作为初始消歧结果，每个作者具有从 Author-ity 直接继承过来的 AND_ ID，标记为 author_ ID。

然后，对于 MAG 中具有相同 author_ ID 值（说明已经被消歧）但是不包括在 Author-ity 数据集中的作者，本书为该作者生成一个新的作者编号（author_ ID），新的作者编号必须在 MAG 和 Author-ity 中没有出现过。例如，作者"Pietranico R"在 2012 年和 2013 年各发表了一篇文章，因为文章的发表时间晚于 2009 年，因此在 Author-ity 数据集中，没有该作者的记录，但是在 MAG 数据集中，"Pietranico R"已经被消歧，并被赋予了一个唯一的作者编号。为了保证作者编号的唯一性和一致性，本书采用以上规则为"Pietranico R"重新编号。

同时，Author-ity 和 MAG 数据集中的作者姓名消歧结果可能存在重复，即 MAG 中的作者实例在 Author-ity 也存在。针对这种情况，本书将 Author-ity 中的作者编号（AND_ ID）赋给 author_ ID。例如，作者"Maneksha S"分别在 2007 年、2009 年和 2010 年各发表了一篇文章，并且 Author-ity 利用前两篇论文对其进行了正确的姓名消歧，但是最后一篇不在 Author-ity 的时间范围内，因此，没有被指向该作者。在 MAG 数据中，这三篇论文中的该作者的实例具有相同的作者编号。因此，本书将使用 Author-ity 中的作者编号直接为第三个作者实例进行标注，以保证作者编号的唯一性和一致性。

最后，本书使用 Lerchenmueller 等（2016）提出检验的方法对本书作者姓名消歧的效果进行检验。具体内容见下一节。

三 作者姓名消歧的效果检验

本书借鉴 Lerchenmueller 等（2016）的方法，使用 NIH 基金数据来对作者姓名消歧的准确率、召回率和 F1 分数进行评估。

NIH ExPORTER 提供 1985 年至今获得 NIH 基金资助项目的首席科学家的相关信息。具体地，每一个项目申请者具有一个唯一的学者编号 PI_ ID，且 PI_ ID 在该申请者的所有项目中都一致。同时，NIH Ex-PORTER 还提供了每个项目的论文发表情况，其中每篇文章均具有唯一的 PMID。通过这些 PMID，可以方便地将 PI_ ID 和作者姓名消歧结果连接起来。

本书选取 1981—2018 年间的 NIH ExPORTER 记录的首席科学家来对上一节中得到的姓名消歧结果进行检验。具体地，本书首先从下载的 NIH ExPORTER 数据集得到 1981—2018 年的项目数据，包含有 331483 个项目和相应的 304782 位首席科学家，每位科学家有一个唯一的 PI_ ID。同时，本书将项目与相应发表的论文进行匹配，发现有 116527 个项目没有发表论文的记录，因此进行了排除。此外，本书还删除了 13154 个包含有多个团队的项目。最后的项目数据共包含 201802 个项目、147027 个学者和 1749873 篇论文，且三者之间彼此连接。

然后，本书通过文章的 PMID、作者的姓氏和首字母缩写将 NIH ExPORTER 中的 PI_ ID 和作者姓名消歧结果中的 author_ ID 进行连接。结果表明，1400789 个论文编号 PMID、109601 个 PI_ ID 和 107380 个 author_ ID 被连接起来。

最后，本书使用准确率、召回率和 F1 分数 3 个指标对作者姓名消歧的结果进行评估，三个指标具体的定义为（如图 3 – 3 所示）：（1）针对一个特定的作者 author_ ID（i），准确率指最频繁出现的 author_ ID-to-PI_ ID 对的论文数量与 author_ ID（i）所关联的所有论文数量的比值。（2）针对一个特定的项目科学家 PI_ ID（j），召回率指最频繁出现的 PI_ ID-to-author_ ID 对的论文数量与 PI_ ID（j）所关联的所有论文数量的比值。本书使用所有 author_ ID 和 PI_ ID 的准确率和召回

率的平均值代表整个作者姓名消歧数据集的准确率和召回率。（3）F1
分数是准确率和召回率的调和平均值，该值同时兼顾准确率和召回率，
取值区间为 0 到 1，取值越大表明作者姓名消歧的效果越好。

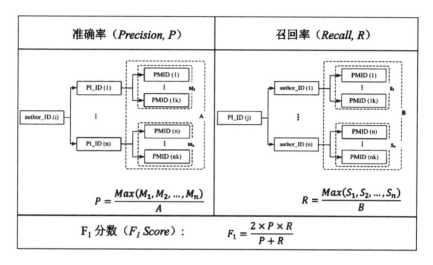

图 3 - 3　作者姓名消歧的准确率、召回率和 F1 分数计算

表 3 - 3　　　　　　　　　　作者姓名消歧评估结果

	准确率	召回率	F1 分数
Author-ity	99.43%	96.92%	98.16%
MAG	97.13%	98.03%	97.58%
本书结果	98.51%	97.88%	98.20%

　　作者姓名消歧的评估结果如表 3 - 3 所示，融合 Author-ity 和 MAG
的 PubMed 论文作者姓名消歧的效果较好，其准确率、召回率和 F1 分
数分别为 98.51%、97.88% 和 98.20%。在 F1 分数上，比 Author-ity 和
MAG 分别提升了 0.04% 和 0.62%。在覆盖范围上，本书的消歧结果针
对 PubMed 2020 Baseline，比 Author-ity 更为全面。
　　需要指出的是，本书的作者姓名消歧效果可能被高估。因为被 NIH
基金资助的首席科学家一般具有较深的学术资历，更加可能有长期稳定
的论文发表，同时也可能会有更加丰富的个人信息，例如机构信息、电

子邮件等。因此，和发表论文较少、学术年龄较轻的学者相比，针对这些首席科学家的作者姓名消歧更容易取得较好的效果。此外，在 Author-ity 和 MAG 中均约有 1.2% 的作者不存在实例，因此无法被消歧，这也在一定程度上降低了本书作者消歧的效果。尽管如此，（Torvik and Smalheiser，2009）针对 Author-ity 进一步进行了人工评估，即首先随机地抽取 100 个名字，然后针对每一个名字随机抽取 2 篇论文，最后人工地对每个名字进行姓名消歧，并比较人工结果和原始消歧结果。结果表明，Author-ity 的消歧结果具有较高的可靠性：召回率为 98.8%，合并（将两个不同的作者归于同一个集群）仅会影响 Author-ity 中所有集群的 0.5%，且拆分（将同一作者写的多篇论文分配给多个集群）仅会影响 Author-ity 中所有集群的 2%。因为 MAG 和本书的结果均以 Author-ity 为评测基准，所以，本书的作者姓名消歧结果是较为可靠的。

第五节　实体关系

一　实体关系的类别

本书构建的知识图谱中各实体之间的关系如图 3 - 4 所示，主要包括论文与作者间的著述关系（Written by）、论文之间的引证关系（Cites）、论文与 MeSH 词之间的标引关系（Indexed by）、论文与生物医学实体之间的提及关系（Mention）、论文与出版物之间的刊载关系（Published at）、作者之间的合著关系（Co-author）、作者与项目之间的资助关系（Awarded）、作者与机构之间的从属关系（Belong to）、作者与出版物之间的发表关系（Publish at）、机构之间的合作关系（Collaborate with）、生物医学实体之间和 MeSH 词之间（以及 MeSH 和生物医学实体之间）的共现关系（Co-occurrence）。

著述关系是由作者撰写论文产生的关系，作者在科研活动中将阶段性的研究成果利用论文的形式进行固化，用于科学传播与科学交流。一方面，论文是作者研究成果的最主要表现形式之一，绝大多数的基础医学研究成果都被以论文的形式记录、转移、使用和转化，最终产生健康和经济效益。因此，本书将生物医学论文的临床转化分析作为主要的研究问题。另一方面，作者的学术影响力、社会资本、人际结构和研究领域等方面，也在一定程度上对论文的学术影响力、社会影响力和可见性等产生影响，进而影响论文的临床转化情况。

　　论文之间的引证关系由学者在撰写论文时对其他论文的参考和借鉴的过程中产生，体现了对理论、方法、技术或观点等知识的继承和发展。最简单的引证关系由两篇论文组成，即论文 A 引用论文 B，则 A 和 B 存在引证关系，A 是施引文献，B 是被引文献。当存在多篇论文和多个引证关系时，这些论文之间则通过引证关系形成引文网络。引证关系具有时间累积性，随着时间的推移，一个系统里的引证关系会越来越复杂。引证关系对于生物医学论文的临床转化情况分析具有重要意义。首先，一篇生物医学论文能否被临床类论文引用以及能被多少篇临床类论文引用，是本书提出的生物医学论文临床转化分析的两个维度——"转化概率"和"转化强度"。详细分析见本书第三章。其次，一篇论文发表后的引文网络信息（包括引文网络的结构信息、引文内容信息等），对该论文的临床引用情况会产生影响。例如，一篇论文如果处在连接基础和临床引文网络的关键位置，则其临床价值可能会更容易被发现和探测。因此，生物医学论文之间引证关系对于其临床转化情况的预测具有较为重要的意义。

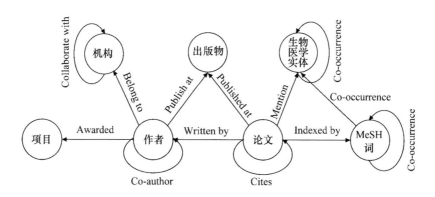

图 3 - 4　生物医学知识图谱中实体之间的关系

美国国立医学图书馆（NLM）的工作人员基于医学主题词表"Medical Subject Headings"，通过人工阅读的方式，为 PubMed 收录的论文标引主题词，以进行论文信息组织、提高文献检索效率。因此，论文和 MeSH 词之间的标引关系体现了论文具体的研究内容。生物医学论文的研究内容可以反映其在生物医学转化轴上的相对位置。Weber（2013）首次通过 MeSH 词将生物医学论文分为临床研究、转化研究和基础研究三类。知识转移是知识转化的必要前提，即基础医学知识要成功转化为临床收益，则先要转移到临床。马费成和王晓光（2006）指出知识距离是知识转移的关键因素，转移双方的知识距离越短，则越容易成功发生知识转移。因此，研究内容靠近临床医学的生物医学论文，更加容易被临床所发现、关注和应用，这也对应本书提出的生物医学论文临床转化分析的"转化位置"维度。遗憾的是，并不是每一篇论文都被标引了 MeSH 词。目前 NLM 的标注人员不足 10 人，而每年新发表的生物医学论文多于 100 万篇，因此大量的论文都还没有 MeSH 标引。

生物医学实体是生物医学领域的主要对象，研究人员在撰写论文时，会提及生物医学实体以描述研究内容和成果，这就形成了论文和生物医学实体之间的提及关系。本书研究涉及的生物医学实体，指在论文的标题和摘要部分被提及的生物医学实体。由于一篇论文的标题和摘要是其最为核心的精要所在，因此可以认为出现在这些部分的生物医学实体可以代表论文的主要研究内容。那么，生物医学实体和上一段提到的 MeSH 词便有类似的作用。生物医学实体在论文发表和 PubMed 收录之前就已经存在，是论文本身的组成部分，因此可以弥补 MeSH 不足的缺点。

同时，生物医学实体之间、MeSH 词之间以及两者之间还存在共现关系。在文献计量学领域，最为经典的贡献关系是关键词共现关系，即两个或多个关键词同时出现在同一篇文章中。基于某个学科领域的关键词共现关系，共词分析方法被广泛用于文献计量学研究，来探索一个学科领域的知识结构、知识演化和知识前沿。相对于关键词来说，MeSH 词可以认为是基于叙词表和人工标引的"关键词"，具有更加规范性、准确性和一致性。因此，MeSH 词的共现分析可以较为准确地反映生物医学领域的研究状况。利用不同类型的 MeSH 可以对不同类型的研究（基础研究、临床研究等）进行特征表示。本书拟利用这三种共现关系，利用表示学习的方法，对生物医学领域的转化轴和论文分别进行表示学习，并通过两者向量的余弦投影来计算论文的"转化位置"。

作者将撰写好的论文提交期刊或会议等出版物，通过严谨的学术同行评议，最后将论文在出版物上刊载。刊载关系和发表关系便在这一过程中产生。首先，出版物对论文的刊载是对作者的学术能力和其研究成果价值的认可。其次，出版物是学术研究成果传播的最重要和有效的渠道之一，好的出版物对论文影响力和可见性等均具有积极作用，从而加速研究成果的转化进程。最后，作者的知识产权可以通过刊载关系和发表关系得到有效保护，从而保证作者的创新热情，推动科学发展。

作者合著关系和机构合作关系产生于科学合作的过程中。科学合作在各个学科领域都变得越来越普遍。Cooke 和 Hilton（2015）指出，在科学和工程领域 90% 的论文都是合著论文。研究表明，科学合作可以培育创新、提高研究质量、获得更多基金资助、增加成果的可见性和影响力，以及促进研究成果的转化。在科学合作中，作者之间的合作是合著关系的基础，通过共同发表论文体现，而机构合作关系则通过作者与机构之间从属关系体现。

此外，科学基金是科研资源的一种分配方式，学者通过申请科学基金来支持其科学研究和创新。当作者的项目基金申请被审批通过，那么学者和基金项目之间就产生了资助关系。充足的科学基金资助可以免除研究人员的后顾之忧，保证研究的顺利进行，成果的产出和转化。

二 实体关系的建立

本书通过解析 XML 格式的 PubMed 论文，获取实体之间的著述关系、标引关系、刊载关系、合著关系、资助关系、从属关系、发表关系、合作关系和共现关系（MeSH 词）。通过对基于 BERN 的生物医学实体数据集和 PubMed 的解析结果，获取实体之间的提及关系和共现关系（生物医学实体之间、生物医学实体与 MeSH 词之间）。通过融合Web of Science、MAG 等引文数据集，获取论文实体之间的引证关系。

经过数据解析、实体抽取、实体消歧等步骤，本书对生物医学知识图谱的基本信息（包括实体类型、实体数、关系类型、关系数等）进行了统计，结果如表3–4和表3–5所示。

表3–4 　　　　　　　 生物医学知识图谱中实体的基本统计信息

	符号	数量（去重）
论文	Article	30477134
作者	Author	17672353
生物医学实体	Bio-entity	519223
主题词	MeSH	29638
出版物	Venue	15291
机构	Affiliation	243178
项目	Project	331483

表3–5 　　　　　　　 生物医学知识图谱中实体关系的基本统计信息

实体关系	符号	关系主体	数量
著述关系	Written_ by	论文、作者	72258865
引证关系	Cites	论文、论文	47946785
标引关系	Indexed_ by	论文、MeSH 词	303123002
提及关系	Mention	论文、生物医学实体	346891892
刊载关系	Published_ at	论文、出版物	30477134
合著关系	Co-author	作者、作者	41731244
资助关系	Awarded	作者、项目	127135
从属关系	Belong_ to	作者、机构	21073311
发表关系	Publish_ at	作者、出版物	10273586
合作关系	Collaborate_ with	机构、机构	15237126
共现关系（MM）	Co-occurrence（MM）	MeSH 词、MeSH 词	175834133
共现关系（BB）	Co-occurrence（BB）	生物医学实体、生物医学实体	216673352
共现关系（MB）	Co-occurrence（MB）	MeSH 词、生物医学实体	602972018

第六节　存储与更新

一　生物医学知识图谱的存储

本书以三元组表和属性表的数据结构对知识图谱进行存储。具体地，针对实体和实体关系，本书采用类似 RDF 三元组表的形式进行存储，三元组表的每一行是一个三元组：<实体 1，实体关系，实体 2>；每个三元组表有三列，分别代表两个实体和实体之间的关系。针对实体和实体属性，本书采用属性表的形式进行存储，属性表的每一行为实体及其所有属性名称和属性值：<实体编号，实体，属性 1：属性值，属性 2：属性值，…，属性 n：属性值>。不同类型的实体，采用单独的属性表进行存储。具有 n 个属性的实体对应的属性表有 $(n+2)$ 列，第一列为实体编号，第二列为实体名称，其余各列为实体的各个属性和属性值。

三元组表和属性表最终被写入 TSV 文件进行保存。TSV 的全称是 Tab-Separated Values，即"制表符分割值"，是一种以纯文本形式存储表格数据的文件格式。每一行存储一条记录，每条记录中的各个字段被制表符分割。TSV 是一种通用文件格式，没有数据量的限制，且易于在各种程序间进行数据交换。以 TSV 格式保存的知识图谱容易被修改、添加和删除，同时也可方便地被导入关系型数据库（如 MySQL）和图数据库（如 Neo4j）等应用，进行管理、分析和可视化等。

二　生物医学知识图谱的更新

生物医学知识图谱中的实体（如论文、期刊和生物医学实体）和实体关系（如引证关系、著述关系）随着时间是动态变化的。要保证生物医学论文临床转化分析的实时性、合理性和科学性，需要定期对生物医学知识图谱的内容进行更新。

由于本书构建生物医学知识图谱的数据来源和方法较为稳定，易于操作。因此，本书拟根据实际需求，定时采集相关数据集的最新版本，对知识图谱中的实体属性和实体关系进行增量更新。

第七节　本章小结

本章基于多源数据融合的生物医学知识图谱构建方法，以 PubMed 2020 Baseline 为基础，融合基于 BERN 的生物医学实体数据、Author-ity 作者姓名消歧数据、Microsoft Academic Graph 学术图谱、NIH ExPORT-ER 基金项目数据等多源数据，实现了一个生物医学知识图谱。

特别地，针对作者姓名消歧问题，本书融合 Author-ity 和 Microsoft Academic Graph 中的作者姓名消歧结果，并利用 NIH ExPORTER 基金数据中的首席科学家数据对整体消歧结果进行检验，结果表明，本书的作者姓名消歧准确率、召回率和 F1 分数分别为 98.51%、97.88% 和 98.20%。

最终的生物医学知识图谱包含 7 种实体（每种实体具有多个属性）和 11 种实体关系。经过统计，本书构建的知识图谱共包含约 493 万个实体和 19 亿左右的实体关系对。

第四章　生物医学论文的转化位置计算和分析

　　生物医学论文的转化位置反映了其研究内容在生物医学"转化轴"上的相对位置。因此，转化位置计算的关键在于实现生物医学"转化轴"和单篇论文内容的可计算化。基于知识图谱和表示学习，本书提出和实现了两种生物医学论文的转化位置计算方法。根据转化医学三角理论，本章首先在实体层面给出了一种基于知识图谱和实体表示学习的转化位置计算方法，分别得到实体层面的生物医学转化轴和单篇论文的向量化表示，并基于余弦相似度计算得到论文的转化位置。考虑到实体表示学习可能存在的缺陷，本章在文档层面给出了一种基于在知识图谱和文档表示学习的转化位置计算方法，分别得到文档层面的生物医学转化轴和单篇论文的向量化表示，以此来计算论文的转化位置。最后，本章从临床试验和论文分类两个视角对两种方法的计算结果进行了验证。结果显示，两种方法均能较好地计算生物医学论文的转化位置。此外，本书还从整体、时间、主题等维度对生物医学领域论文的转化位置进行了具体分析。

第一节　实验数据和预处理

一　论文相关数据

　　为了计算生物医学论文的转化位置，本书利用 Python 脚本从生物医学知识图谱中，获取全部论文的 PMID、标题、摘要、文献类型、生物医学实体、MeSH 词及其分类号。经统计，获取的数据包含30477134

篇论文（PMID 数目），其中 28998696 篇文章可以抽取到生物医学实体，26352700 篇文章被标引了 MeSH 词。

可以发现，在该数据集中，MeSH 词的标引率（达 86%）较高，这是由于该数据集中仅包含 2019 年 12 月 16 日之前收录进 PubMed 的论文。据美国医学图书馆统计，仅有 25% 的论文在被 PubMed 收录之后的 30 天内被进行主题标引，50% 的论文要花 2 个月时间，而 75% 的论文平均要花费 3 个月。同时，MeSH 采用人工标引的方式，每标注一篇文献需支付标注人员 10 美元，非常昂贵。此外，MeSH 标注是一个复杂的任务，需要标注人员具有熟练专业知识、专业文献阅读能力和信息组织标引能力，非常耗时。目前，每天有近 1 万篇论文被 PubMed 收录，MeSH 的标引速度远远不能满足对生物医学论文临床转化情况进行快速、合理分析的需求。由于以往关于生物医学论文临床转化分析的研究，都严重依赖于 MeSH 词，因此，无论是从分析的时效性、准确性和科学性，还是从分析成本的经济性来说，开发一种不依赖于 MeSH 词的生物医学论文临床转化分析方法十分必要。

PubMed 中论文的文献类型有 79 种之多①（见附录 A），包括 Clinical Conference，Journal Article，Lecture，Clinical Study，Guideline，Interview，Review，Preprint 等，其中一篇文章可以具有多个文献类型。在本书研究中，将文献类型为临床试验（包括 Clinical Trial；Clinical Trial，Phase I；Clinical Trial，Phase II；Clinical Trial，Phase III；Clinical，Trial Phase IV；Clinical Trial Protocol；Adaptive Clinical Trial；Pragmatic Clinical Trial）和临床实践指南（Guideline 和 Practice Guideline）的论文归为临床研究类论文。临床研究类论文将被用于第六章中的临床引用概率和临床引用量预测。

二　MeSH 相关数据

本书将利用从基础类 MeSH 词中心指向临床类 MeSH 词中心的向量对实体层面的生物医学"转化轴"进行表示，因此，本书从医学主题

---

① Publication types. https：//pubmed. ncbi. nlm. nih. gov/help/#publication-types.

词表（Medical Subject Headings）网站①的主页下载了整个 XML 格式的 MeSH 词表。需要指出的是，MeSH 词表每年都有更新，根据实际情况，对一些条目进行增加、删除和修改。本书下载的是 2020 年 9 月份正在使用的版本（Current Production Year MeSH），文件名为 desc2020.xml。MeSH 词表中主要包括主要主题词（Major Descriptor）、次要主题词（Minor Descriptor）、修饰限定词（Subheadings）和入口词（Entry Terms）。其中，主要主题词包括医学主题词、地理相关主题词、特征词和非医学主题词。次要主题词是主要主题词的属从关系的参照词，在 1991 年已经不再标引次要主题词，只是作为主要主题词的一个查找指示。修饰限定词通过限定主要主题词以用于编目、标引和检索，强调主题词的某一个特指方面，例如，"肝炎/治疗"中限定词"治疗"用来强调被标引的文章是关于肝炎治疗方面的研究。入口词的设置是为了方便 MeSH 词表的使用，用于将主要主题词的近义词、不同形式、同义词等映射到主要主题词，可以保证联机检索的检全率。

本书基于 Weber（2013）提出的转化医学三角理论对 MeSH 词进行分类。具体地，在转化医学三角理论中，部分 MeSH 词可以根据树状结构号被分为动物（Animal）相关 MeSH 词、细胞或分子（Cell/ Molecular）相关 MeSH 词和人类（Human）相关 MeSH 词。其中，树状结构（Tree Structure）是一种医学主题词表组织方式，在 1963 年被首次使用，其从学科体系出发，将原来以字母顺序排列的 MeSH 词进行分类并逐级展开，清晰地展示了各个主题词之间的等级和从属关系。在目前的版本中，MeSH 树状结构表将所有主题词归入 16 个大类（包括 A 解剖学、B 生物体、C 疾病等）和 129 个亚类，亚类下面还可以继续细分，最多可以深达 12 级。MeSH 树状结构表的整体内容可以在 MeSH Browser 的树视图（Tree Number）②下进行观察，如图 4-1 所示，点击上级类目末尾的加号，可以进行逐级展开。

---

① Medical subject headings. https：//www. nlm. nih. gov/databases/download/mesh. html.
② Tree view of MeSH. https：//meshb. nlm. nih. gov/treeView.

Anatomy [A] ⊕

Organisms [B] ⊕

Diseases [C] ⊕

Chemicals and Drugs [D] ⊕

Analytical, Diagnostic and Therapeutic Techniques, and Equipment [E] ⊕

Psychiatry and Psychology [F] ⊕

Phenomena and Processes [G] ⊕

Disciplines and Occupations [H] ⊕

Anthropology, Education, Sociology, and Social Phenomena [I] ⊕

Technology, Industry, and Agriculture [J] ⊕

Humanities [K] ⊕

Information Science [L] ⊕

Named Groups [M] ⊕

Health Care [N] ⊕

Publication Characteristics [V] ⊖
    Publication Components [V01] ⊕
    Publication Formats [V02] ⊕
    Study Characteristics [V03] ⊕
    Support of Research [V04] ⊖
        Research Support, Non-U.S. Gov't [V04.124]
        Research Support, U.S. Government [V04.750] ⊕

Geographicals [Z] ⊕

图 4-1　MeSH 树状结构表的整体结构图

每个 MeSH 后面的中括号标出了 MeSH 词的树状结构号，例如，"Publication Characteristics" 的树状结构号为 V，"Publication Formats" 的树状结构号是 V02，"Research Support, U. S. Government" 的树状结构号为 V04. 750。同一个 MeSH 词可能具有多个树状结构号，例如，MeSH 词 "Breast Neoplasms" 有两个树状结构号："C04. 588. 180" 和

"C17.800.090.500"。

不同的层级之间用"."隔开。通过使用基于 dom4j 自主编写的 Java 脚本，本书解析 XML 格式的 MeSH 词表得到了每个 MeSH 词的唯一编号、名称和树状结构号以及中英文类名、各类别 MeSH 数目、亚类编号范围。在 PubMed 中出现的文档频率如表 4-1 所示。需要注意的是，由于主要主题词可以与多个修饰限定词搭配，因此可能在一篇论文中出现多次，本书在统计 MeSH 的文档频率时对其进行了去重处理。

根据 Weber（2013）的分类依据，树状号以 B01.050.150. 900.649.801.400.112.400.400（Humans）和 M01（Persons）的 MeSH 词为人类相关的 MeSH 词，以 A11（Cells）、B02（Archaea）、B03（Bacteria）、B04（Virus）、G02.111.570（Molecular Structure）和 G02.49（Chemical Process）开头的 MeSH 词为细胞或分子相关的 MeSH 词，而以 B01（Eukaryota）开头且排除人类相关的 MeSH 词为动物相关 MeSH 词。三种类型 MeSH 的具体信息如表 4-2 所示。三种类型 MeSH 在文献中的标引情况如表 4-3 所示，Weber（2013）将仅标引人类相关 MeSH 词（H）的论文称为"临床类论文"，标引了动物相关（A）、细胞或分子相关 MeSH 词（C）或两者同时标引（AC）的论文称为"基础类论文"，而既标引了动物或细胞分子相关 MeSH 词（A 或 C），又标引了人类相关 MeSH（H）的论文称为"转化医学论文"[①]。

表 4-1　　　　　医学主题词（MeSH）树状结构基本情况

类编号	类别	英文类名	一级类目	主题词数目	文档频率
A	解剖学	ANATOMY	A01 – A21	1848	22737372
B	生物体	ORGANISMS	B01 – B05	3833	43336712
C	疾病	DISEASES	C01 – C26	4852	34393408

---

① 为了表述简洁方便，本书将在后文使用"A"代表"动物相关 MeSH 词"，"C"代表"细胞或分子相关 MeSH 词"，"H"表示"人类相关 MeSH 词"。需要注意的是，由于 MeSH 的更新，ACH 类别划分的依据也会随之改变，具体情况见表 4-2。

类编号	类别	英文类名	一级类目	主题词数目	文档频率
D	化学品和药品	CHEMICALS AND DRUGS	D01 – D27	10232	56007370
E	分析、诊断和治疗技术设备	ANALYTICAL, DIAGNOSTIC & TECHNIQUES AND EQUIPMENT	E01 – E07	2924	50739788
F	精神病学和心理学	PSYCHIATRY AND PSYCHOLOGY	F01 – F04	931	10038807
G	生物现象和过程	BIOLOGICAL SCIENCES	G01 – G17	1738	33570449
H	学科和职业	PHYSICAL SCIENCES	H01 – H02	360	4172657
I	人类学、教育学、社会学和社会现象	ANTHROPOLOGY, EDUCATION, SOCIOLOGY & SOCIAL PHENOMENA	I01 – I03	518	4568447
J	技术、工业、农业	TECHNOLOGY, INDUSTRY, AGRICULTURE	J01 – J03	239	1611091
K	人文	HUMANITIES	K01	153	1126516
L	信息科学	INFORMATION SCIENCE	L01	285	2864854
M	命名组	PERSONS	M01	278	24361633
N	卫生保健	HEALTH CARE	N01 – N06	863	8139561
V	出版物特征	PUBLICATION CHARACTERISTICS	V01 – V04	187	0
Z	地理	GEOGRAPHICALS LOCATIONS	Z01	397	5454337

表 4 - 2　　　　　三种 MeSH 词的具体信息

类别	树状号开头	符号	主题词数目
动物相关	B01，排除 B01.050.150.900.649.313.988.400.112.400.40	A	2479
细胞/分子相关	A11，B02，B03，B04，and G02.111.570	C	3625
人类相关	B01.050.150.900.649.313.988.400.112.400.400 or M01	H	332

表4-3　　　　　　三种 MeSH 词在 PubMed 论文中的标引情况[①]

论文类别	MeSH 词组合	文档频率	占 PubMed 比例
A	仅含 A	2397970	7.9%
C	仅含 C	1948093	6.4%
CA	同时含有 C 和 A	3440777	11.3%
AH	同时含有 A 和 H	1021463	3.4%
CH	同时含有 C 和 H	3218872	10.6%
CAH	同时含有 C、A 和 H	1471837	4.8%
H	仅含 H	14664130	48.1%

第二节　基于知识图谱和实体表示学习的论文转化位置计算

本书首先实现了基于知识图谱和实体表示的生物医学论文转化位置计算，包括实体向量表示、实体层面的生物医学转化轴计算、单篇论文向量表示和论文转化位置计算。具体的方法和实验细节如下。

一　实体向量表示

本书采用词向量的思想来对生物医学论文中的生物医学实体和 MeSH 词进行向量表示。

本书使用 fastText 工具包训练词向量。fastText 是 Facebook 在 2016 年发布的一个开源免费、轻量级的文本表示学习和文本分类库。值得一提的是，Word2vec（Mikolov et al.，2013）的作者 Mikolov 也是 fastText 的作者之一。与原始的 Word2vec 相比，fastText 有以下优势：①fastText 的词向量训练更加高效且更加适合大型语料，据统计，fastText 处理 10 亿个词汇仅需 10 分钟左右时间。②fastText 支持英语、法语、捷克语、中文、德语和西班牙等多种语言。③fastText 采用了子词嵌入模式

---

① 注意：表4-3中，第一列中的大写字母是论文类别的缩写，第二列中的大写字母是 MeSH 词的种类。

（Subword Embedding），即基于字符级别来训练词向量，这一模式将构词信息成功引入到词向量中。具体地，在 fastText 中，每个中心词被拆分为多个子词的集合。例如，对于中心词"orange"，如果将子词的长度设置为 3 的话，"orange"则使用"< or""ora""ran""ang""nge""ge >"以及特殊子词"< orange >"进行表示。其中"<"和">"为首位添加的特殊字符，用于说明作为前后缀的子词。fastText 默认将所有词的长度为 3—6 的所有子词和所有特殊子词的集合进行训练，因此，fastText 的词典规模比原始的 Word2vec 大很多。在这种情况下，一个词的向量表示即为其所有子词的向量之和。对于未登录词，fastText 可以通过子词的搭配组合得到其词向量表示。

本书使用 PubMed 2020 Baseline 中收录的 3000 多万篇论文的标题、摘要和 MeSH 词作为语料来训练词向量。首先，本书使用正则表达式匹配，去除了语料集中的非英文论文，以及文献类型为"Editorial""Erratum""Lecture""Newspaper"和"Letter"的论文，以保证语料的领域相关性。然后，为了保证语料中实体的一致性，本书对标题和摘要中具有相同生物医学实体编号的实体进行了名称统一。最后，本书使用 python 自然语言处理工具 Spacy① 对文本进行了去标点、大小写转换、去停用词等预处理，保存为纯文本格式，以作为输入数据训练词向量。据统计，该数据集包含 4 897 639 771 个不重复的词汇。

fastText 工具包可以在 github 上免费获取②。fastText 最初的源码由 C + + 写成，后期也整合推出了相应的 python 模块。因此，可以使用命令行模式和 python 脚本两种方式使用 fastText。本书使用命令行模式训练词向量。首先，笔者从 github 下载 fastText 软件代码到服务器，然后执行 make 命令进行编译，编译成功即可开始训练。在训练词向量时，本书选择了默认训练模式 CBOW，并将学习率设置为 0.000 1（lr = 0.000 1），词向量维度设置为 200（dim = 200），"char ngram"的最小长度设置为 3（minn = 3），"char ngram"的最大长度设置为 6（maxn = 6），上下文窗口

---

① https：//spacy. io/.

② https：//github. com/facebookresearch/fastText/.

大小设置为 20（ws = 20），迭代次数设置为 30（epochs = 30），负样本个数设置为 10（neg = 10），线程数设置为 12（thread = 12），其他训练参数直接使用默认值。

词向量的结果以两种形式保存：二进制文件和纯文本书件。二进制文件的文件后缀为".bin"，存储内容的格式为二进制，其保存了 fastText 整个模型的所有参数和词向量的结果，可以通过相应的脚本在后续过程中加载使用。纯文本书件的文件后缀则为".vec"，存储内容的格式为纯文本，文件的第一行为词典中词的个数和每个词向量的维度。从第二行起，为每个词和其对应的词向量，后续可以通过读取文件，使用字典等数据结构直接使用。本书通过加载二进制文件，完成后续实验。

本书使用 t-SNE（t-distributed Stochastic Neighbor Embedding）对基础类和临床类 MeSH 词的词向量进行了降维可视化，结果如图 4 - 2 所示。t-SNE 是一种非线性的机器学习降维技术，可以将高维数据映射到二维或者三维空间，为用户提供直观的可视化结果，以验证算法的有效性（Maaten and Hinton，2008）。t-SNE 在降维时，利用 t 分布来缓解低维时的概率分布来缓解维数灾难和拥挤问题，与传统的 PCA 等线性降维方法相比，具有较强的优势，尤其在保持局部结构的能力上非常突出。同时，也正因为 t-SNE 具有突出的局部结构，因此，在对其结果进行解释时，要注意不同类之间的大小比较没有意义，即不同类之间的距离远近比较没有意义，且 t-SNE 的结果不能反映离群点。严格意义上来说，tSNE 的可视化结果只能为定性分析提供参考，不能为结论提供严谨的定量化支撑。

通过观察图 4 - 2，我们可以发现，基于本书训练的词向量结果，可以较好地对基础类和临床类 MeSH 词进行区分。同时，可以看到，临床类的 MeSH 词比基础类的 MeSH 分布更加紧凑集中，这是因为临床类的 MeSH 主要是 M01 类 MeSH 词，而基础类 MeSH 词则由 A11、B01、B02、B03、B04 和 G02 等类别中的 MeSH 词组成（见表 4 - 2）。此外，根据生物医学转化轴的定义，本书在图上手工绘制了生物医学转化轴的图示，以便读者更好地进行理解，如图 4 - 2 中的箭头所示。

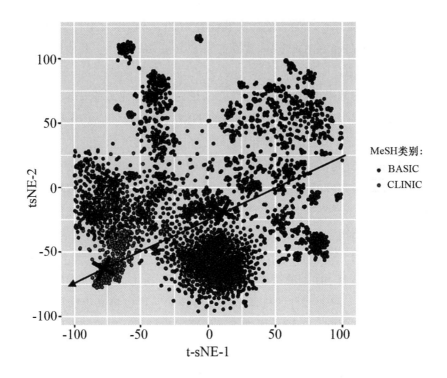

图 4 – 2　基础类和临床类 MeSH 词向量的 t-SNE 降维可视化结果①

二　实体层面的生物医学转化轴计算

生物医学"转化轴"指从基础科学指向临床科学的一条轴。为了对其进行量化，本书在实体层面，使用从基础类 MeSH 词中心指向临床类 MeSH 词中心的向量，来表示生物医学转化轴。从表 4 – 2 可知，基础类 MeSH 共有 6104 个（2479 个动物相关的 MeSH 词，3625 个细胞或分子相关的 MeSH 词），本书将其记为 $M_{basic} = \{MB_1, MB_2, \cdots, MB_{6104}\}$；临床类 MeSH 共 332 个，记为 $M_{clinic} = \{MC_1, MC_2, \cdots, MC_{332}\}$。如果我们将"$\vec{a}$"记为 MeSH 词"a"的词向量表示，那么，基础类 MeSH 词的中心 $\vec{G_b}$ 和临床类 MeSH 词的中心 $\vec{G_c}$ 可以分别表示为：

①　其中，两个黑色的叉线分别代表基础类和临床类 MeSH 词的中心，箭头代表生物医学转化轴。

$$\vec{G_b} = \frac{\sum_{k=1}^{6104} \overrightarrow{MB_k}}{6104} \qquad （式 4-1）$$

$$\vec{G_c} = \frac{\sum_{l=1}^{331} \overrightarrow{MC_l}}{332} \qquad （式 4-2）$$

其中，$\vec{G_b}$ 和 $\vec{G_c}$ 均为 200 维的向量，k 和 l 为正整数。因此，根据生物医学转化轴定义，其实体层面的向量表示 $\overrightarrow{BTA_e}$ 可以通过下面的公式获得：

$$\overrightarrow{BTA_e} = \vec{G_c} - \vec{G_b} \qquad （式 4-3）$$

由公式（4-3）可知，$\overrightarrow{BTA_e}$ 也为一个 200 维的向量，起点是所有基础类 MeSH 词的中心，而终点是所有临床类 MeSH 的中心。

三　基于实体表示的单篇论文向量表示

假设在一篇生物医学论文 P 中，标题和摘要中提及了 n 个不重复的生物医学实体，记为 $\{ent_1, ent_2, \cdots, ent_n\}$（其中，$ent_1 \neq ent_2 \neq \cdots \neq ent_n$）。本书使用一篇论文提及的所有生物医学实体表示该论文的研究内容，因此，这篇生物医学论文的向量表示 $\vec{P}$ 则为：

$$\vec{P} = \sum_{m=1}^{n} \overrightarrow{ent_m} \qquad （式 4-4）$$

其中，$\overrightarrow{ent_m}$ 表示生物医学实体 ent_m 的词向量，m 为正整数，n 为论文中提及的不重复的生物医学实体的个数。从公式（4-4）可知，单篇论文的向量表示也是一个 200 维的向量。

四　基于实体表示的论文转化位置计算

本书使用一篇生物医学论文 P 的向量表示 $\vec{P}$ 在生物医学转化轴 $\overrightarrow{BTA_e}$ 上的余弦投影，即该论文在生物医学论文上的相对位置，代表该论文的转化位置（Translational Location），记为 TLE_P。TLE_P 的计算公式如下：

$$TLE_P = \frac{\vec{P} \cdot \overrightarrow{BTA_e}}{\| \vec{P} \| \times \| \overrightarrow{BTA_e} \|} \qquad （式 4-5）$$

从公式（4-5）可知，TLE_p 的取值实质上是向量 $\vec{P}$ 和 $\overrightarrow{BTA_e}$ 的余弦相似度，其取值区间为 [-1, 1]。其中，论文转化位置的值越大，则表示该论文的研究内容越偏向于临床科学；反之，该论文的研究内容则越偏向基础科学。

第三节　基于知识图谱和文档表示学习的论文转化位置计算

上一节基于实体表示学习的论文转化位置计算方法，虽然在一定程度上实现了预期目标，但仍存在一些问题需要进一步探索：首先，在对单篇论文进行向量表示的时候，上一节的方法仅使用了论文提及的生物医学实体，而忽略了论文摘要和标题中的其他内容，同时也没有考虑被提及的生物医学实体之间的顺序和提及的次数等因素。其次，在对生物医学转化轴进行向量表示的时候，上一节的方法通过不同类别 MeSH 词的中心来表示不同类别研究的中心，但是基础类和临床类 MeSH 词之间的数量相差较大（基础类 MeSH 词的数量为临床类的 17 多倍）。那么，这样的差异是否可能会对结果产生影响？

针对上述的这些问题，本节将通过基于知识图谱和文档表示学习的方法来计算生物医学论文的转化位置，并对比两种方法的结果。具体地，本书将在这一节使用文档表示学习（Doc2vec）方法来直接对单篇论文进行向量表示，Doc2vec 在训练时会使用单篇论文标题和摘要的所有文本信息，能同时考虑除了生物医学实体之外的其他信息。另外，在计算生物医学转化轴的时候，本节从论文层面出发，使用从基础类论文的中心指向临床类论文中心的向量，来表示生物医学转化轴。一方面，据表4-3所示，基础类论文的数量为 7 786 840 篇，临床类论文的数量为 14 664 130，两者相差没有两类 MeSH 词那么大。另一方面，基于论文层面的生物医学转化轴，除了考虑 MeSH 的信息，由于使用了标题和摘要的全文本进行向量表示，还捕获了更多的信息。但是，与上一节基于实体表示学习的方法相比，基于文档表示学习的方法在考虑更多信息对的同时，也相应地引入了更多的噪声。

下面，本书将对基于文档表示学习的生物医学论文转化位置计算方法的实现进行具体叙述。

一 文档向量表示

本书使用 Python 自然语言处理包 gensim 中 Doc2vec 模块进行文档向量训练①。在服务器上直接使用 pip 安装 gensim 包，即可调用 Doc2vec。在本书研究中，Doc2vec 训练的对象是 PubMed 2020 Baseline 中的全部论文。针对每一篇论文，本书将论文的标题和摘要连接起来，生成一个文档（doc），作为 Doc2vec 的输入数据。在输入模型之前，本书使用了自然语言处理包 Spacy 对每个文档进行了预处理，包括特殊符号处理、大写转小写、去标点符号等。

本书使用 PV-DM 模式（dm = 1）进行文档向量训练，具体的参数设置如下：首先，根据之前相关研究的经验，本书将文档向量的向量维度设置为 700（vector_ size = 700），以防维度太少引起的表示能力不够或维度太高而发生过拟合。然后，本书将学习率设置为 0.0001（alpha = 0.0001），上下文窗口设置为 30（window = 30），负样本数量设置为 10（negative = 10），迭代次数设置为 30（epochs = 30），线程数设置为 12（thread = 12），其他参数采用默认设置。在相同计算环境下，本书训练文档向量花费的时间为上一节训练词向量的 5 倍左右。

本书将 Doc2vec 的训练结果和模型保存在二进制文件中。在使用的时候，只需将保存的二进制模型文件加载到内存中，并可以得到任意给定文档的向量表示。

二 基于文档表示的单篇论文向量表示

在本节中，要得到生物医学转化轴，需要先得到单篇论文的向量表示，然后在此基础上，计算基础类和临床类生物医学论文的中心向量。虽然，在训练文档向量的时候，模型为每一篇论文分配了唯一的文档 id，但是，分配的文档 id 和每篇论文的 PMID 并不对应。为了使用方

---

① Doc2vec. https：//radimrehurek. com/gensim/models/doc2vec. html.

便，本书首先加载上一小节训练得到的 Doc2vec 模型文件，然后，针对特定的一篇文章 P，本书将其文章标题和摘要组成文档输入模型，从而得到每篇论文的向量表示 $\vec{P_d}$。

三 论文层面的生物医学转化轴计算

论文层面的生物医学转化轴计算主要包含生物医学论文分类、基础类和临床类论文的中心向量计算和转化轴计算三个步骤。具体细节如下：

（一）生物医学论文分类

本书在 Weber 提出的转化医学三角的基础上对生物医学论文进行分类，得到基础类论文和临床类论文。在生物医学转化三角中，Weber 根据 MeSH 词涉及的研究对象，将 MeSH 词分为动物相关、分子或细胞相关和人类相关三种。进一步地，根据研究对象的不同，生物医学论文可以分为基础类、转化类和临床类论文：研究对象为细胞、分子和动物的研究为基础类研究，而研究对象为人类的研究则在临床类研究的范畴内。因此，如果一篇生物医学论文仅被标引了动物相关和分子或细胞相关的 MeSH 词的话，那么这篇论文可以被划分为基础类研究；如果一篇生物医学论文仅被标引了人类相关的 MeSH 词，则该论文可以被划分为临床类研究；如果一篇生物医学论文被同时标引了动物相关（或细胞/分子相关）和人类相关的 MeSH 词，则该篇论文为转化类论文。其中，三种类型的 MeSH 词的划分见表 4 - 2 所示，根据 MeSH 对文章的分类情况见表 4 - 3 所示。在 PubMed 2020 Baseline 中，根据以上规则，可以划分得到 7 786 840 篇基础类论文和 14 664 130 篇临床类论文。

（二）中心向量的计算

在论文层面，本书将生物医学转化轴定义为从基础类论文中心指向临床类论文中心的向量。如果将基础类论文的总数量记为 N_b，临床论文的总数量记为 N_c，则基础类论文的集合可记为 $\{Pb_1, Pb_2, \cdots, Pb_{N_b}\}$，临床类论文的集合可记为 $\{Pc_1, Pc_2, \cdots, Pc_{N_c}\}$，那么，基础类论文的中心向量 $\vec{Gb_d}$ 和临床类论文的中心向量 $\vec{Gc_d}$ 可以分别按以下公式计算：

$$\overrightarrow{G\,b_d} = \frac{\sum_{t=1}^{N_b} \overrightarrow{P\,b_t}}{N_b} \qquad\qquad （式 4-6）$$

$$\overrightarrow{G\,c_d} = \frac{\sum_{s=1}^{N_c} \overrightarrow{P\,c_s}}{N_c} \qquad\qquad （式 4-7）$$

需要指出的是，由于 PubMed 中论文的数量是不断动态变化的，因此 N_b 和 N_c 的值也是动态变化的，要根据实际的数据情况进行调整。

（三）转化轴计算

如果将论文层面的生物医学转化轴记为 $\overrightarrow{BT\,A_p}$，那么，根据其定义，可以利用以下公式得到论文层面的生物医学转化轴向量：

$$\overrightarrow{BT\,A_p} = \overrightarrow{G\,c_d} - \overrightarrow{G\,b_d} \qquad\qquad （式 4-8）$$

从公式（4-6）、公式（4-7）和公式（4-8）可知，$\overrightarrow{G\,b_d}$、$\overrightarrow{G\,c_d}$ 和 $\overrightarrow{BT\,A_p}$ 均为维度为 700 的向量。

四　基于文档表示的论文转化位置计算

与上一节转化位置计算类似，一篇生物医学论文 P 的转化位置 TLD_P 为该论文向量 $\overrightarrow{P_d}$ 和生物医学转化轴向量 $\overrightarrow{BT\,A_p}$ 之间的余弦相似度，计算方式如下：

$$TLD_P = \frac{\overrightarrow{P_d} \cdot \overrightarrow{BT\,A_p}}{\parallel \overrightarrow{P_d} \parallel \times \parallel \overrightarrow{BT\,A_p} \parallel} \qquad\qquad （式 4-9）$$

TLD_P 的取值区间为 $[-1, 1]$。其中，TLD_P 的值越大，则表示该论文的研究内容越偏向于临床科学；反之，该论文的研究内容则越偏向基础科学。

第四节　结果分析

前面几节中，在生物医学知识图谱的基础上，针对特定的一篇生物医学论文，本书分别采用基于实体表示的方法和基于文档表示的方法，计算得到其转化位置的值，并将该论文的唯一编号（PMID）和相应的转化位置的值保存在纯文本书件中。在两种方法中，转化位置的计算原理均是论文向量在生物医学转化轴向量上的余弦投影，即两个向量的余弦相似度，因此，转化位置的取值均在［-1，1］。其中，如果一篇生物医学论文的转化位置越接近-1，说明该论文的研究更加偏向基础科学研究；反之，如果一篇生物医学论文的转化位置越接近1，则表明该论文的研究更加偏向于临床科学和健康应用。

在本节中，本书将首先验证转化位置计算结果的可靠性，在此基础上，本书将对生物医学领域整体论文的转化位置情况进行基本的描述和分析。具体地，为了验证转化位置计算结果的可靠性，本书将分别从临床试验视角和论文分类的视角对转化位置计算的结果进行验证和分析。同时，为了对生物医学论文的转化位置进行整体的把握和认识，本书将从整体、时间和主题等维度对转化位置计算结果进行具体的可视化和分析。

一　转化位置计算结果验证

（一）临床试验视角

1. 临床试验简介

根据世界卫生组织（World Health Organization）的定义，临床试验（Clinical Trial）指为了评价一种或多种医学干预（包括药物、疫苗、医疗器械、饮食方案、营养补充剂、手术疗法、行为疗法、预防保健等）的安全性和有效性，通过招募人类志愿者（包括患病或健康志愿者），在人体上进行的系统性、前瞻性试验或研究[①]。根据试验的内容和目的的不同，一个完整临床试验一般分为四个阶段。以药物研发为例，在经历了临床前的药物研究阶段后，一个新的药物化合物分子已经在动物实验中通过了毒理学（副作用）和安全性的测试，便可以在监管机构的批准下开始临床试验。临床试验各个阶段的基本内容如下。

（1）一期临床试验（Phase Ⅰ）。在这一阶段，临床试验的主要目标是获得化合物在人体的安全性、耐受程度和药代动力学（化合物进入人体后的吸收情况、在体内器官组织的分布情况、生物转化和排泄的

---

① 世界卫生组织对临床试验的定义。https：//www.who.int/ictrp/zh/.

情况、药物效应和不同时间的血药浓度等情况）等相关数据。在一期临床试验中，受试者一般是健康的志愿者，受试人数一般 30 人左右。

（2）二期临床试验（Phase Ⅱ）。如果在一期试验中，化合物的安全性、耐受性和药物代谢情况符合设定标准，经过审核批准后，临床试验可进入第二阶段。与一期临床试验不同的是，二期临床试验主要关注的是药物有效性，患者对药物的耐受性以及不同剂量的药物与效果之间的关系（这将为后面试验中给药剂量的确定提供数据支撑）。因此，二期试验的受试者将包括患有被试验药物所适应疾病的患者，受试人数一般不少于 100 人。此外，一期和二期临床试验也被称为早期临床试验，主要关注药物的临床药理作用和人体使用的安全性。而三期和四期临床试验则被称为后期临床试验，主要对药物的治疗效果进行进一步的验证，同时也进一步评价药物的安全性，以及健康利益与风险的关系等。

（3）三期临床试验（Phase Ⅲ）。该期临床试验在大规模患者（要求参与试验的受试患者一般不少于 300 人）中进行，以进一步确定受试药物的安全性和有效性。在这一阶段，一般会将受试药物与已上市药品的相关指标和数据进行比较，确定受试药物具有足够的疗效和安全性。二期和三期临床试验一般采用随机双盲对照（Random Control Trial，RCT）的方式。药物的安全性和有效性如果通过了三期临床试验，便可以向 FDA 申请新药批准，并提交相应的试验数据、生产工艺流程说明、药物处方说明和药物使用说明书等材料。FDA 在接到相关材料后会进行专业评估，如果药物的安全性和有效性确实达到了上市的要求，便会批准上市。FDA 的评估过程一般耗时 1—2 年。

（4）四期临床试验（Phase Ⅳ）。新药被批准上市之后，制药企业仍然需要对药物的安全性和有效性进行广泛而深入的研究。尤其需要注意药物的不良反应和副作用。这是因为药物上市之前的动物试验和临床试验的测试样本，数量上并不是很大，人群上也没有很好的普及性，一些可能的副作用很难被观察到。例如，20 世纪 50 年代，德国制药公司格兰泰上市的产品沙利度冷在投入使用后，造成全球产生了 1.2 万左右的畸形婴儿，称为震惊世界的"反应停"事件。因此，药物在上市后，对在大量的使用人群进行广泛的随访和观察基础上，收集真实世界的数据，进一步分析药物有效性和安全性的过程，叫作四期临床试验。在第四期临床试验中，药物已经投入临床应用。

2. 基于临床试验论文的结果验证

在临床试验的过程中，研究团队会将临床试验有关的情况（例如，研究方案、研究结果、不良反应、研究发现等）通过论文的形式发表，这类论文一般会标注临床试验的注册号，并且在 PubMed 中被归类到临床试验类论文中。具体地，在 PubMed 中，临床类论文包括 "Clinical Trial" "Clinical Trial, Phase Ⅰ" "Clinical Trial, Phase Ⅱ" "Clinical Trial, Phase Ⅲ" 和 "Clinical Trial, Phase Ⅳ" 几个类别（见附录 A）。其中，"Clinical Trial" 包括后面与临床试验的各个阶段相对应的四个类型；除此之外，它还包括 "Clinical Trial Protocol" "Adaptive Clinical Trial" 和 "Pragmatic Clinical Trial" 等几个类型（因为这几个类型较为特殊，文献数量也很少，因此在本书研究中不作单独讨论）。

由临床试验和生物医学论文转化位置的定义，临床试验类论文在转化位置上应该满足以下两个特点。

（a）临床试验类论文的转化位置应该大于 0。临床试验是基础医学研发成果在通过动物实验后，进一步在临床上对人体的试验；在以往的研究中，研究者已经将临床试验划归为基础医学进行转化的标志。因此，临床试验类论文作为临床试验的成果，其向量表示应该与生物医学转化轴向量的方向相同，即其转化位置值的整体分布应该大于 0。

（b）在转化位置的平均值上：Phase Ⅳ > Phase Ⅲ > Phase Ⅱ > Phase Ⅰ。临床试验是分阶段的，每一个阶段顺利通过之后，试验才能进入下一个阶段。同时，每一个阶段试验的完成，表明该药物（或其他医学干预）具有高于预设标准的有效性和安全性，即更高的临床价值，也意味着其被成功应用到真实临床情景、创造健康效益的可能性更高。因此，阶段越靠后的临床试验类论文的转化位置的值应该更高。

基于以上分析，本书对 PubMed 中临床试验类论文的转化位置进行了统计，针对所有临床试验类论文，两种方法得到的平均转化位置分别为 0.23（基于实体表示的方法）和 0.38（基于文档表示的方法），均大于零。而且与 PubMed 整体论文的平均值（基于 Word2vec 的平均值为 0.08，基于 Doc2vec 的平均值为 0.16）相比，临床试验类论文的平均转化位置远大于 PubMed 整体论文的平均转化位置。进一步地，本书还对临床试验各个阶段论文的转化位置进行了统计，其分布如图 4 – 3 所示。通过观察图 4 – 3，我们可以发现，在两种方法的结果中，临床试验各个阶段论文的平均临床位置均大于零，且远大于 PubMed 整体论文的转化位置平均值（虽然存在极少数的临床试验类论文的转化位置小于 0）。综合上一节的分析，两种方法计算的转化位置结果均能较好地满足特点（a）。

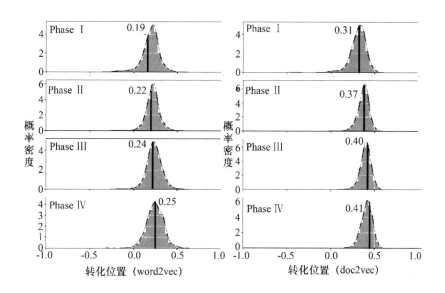

图 4 – 3　PubMed 中临床试验（Clinical Trial）类论文的转化位置分布情况①

同时，当我们比较临床试验中四个阶段的转化位置的分布情况时，可以发现，无论是基于 Word2vec 还是基于 Doc2vec 的方法，其转化位置的分布均显示：Phase Ⅳ > Phase Ⅲ > Phase Ⅱ > Phase Ⅰ，即两种方

---

① 包括一期临床试验（Phase Ⅰ）、二期临床试验（Phase Ⅱ）、三期临床试验（Phase Ⅲ）和四期临床试验（Phase Ⅳ）。其中，左边为基于实体表示的结果，右边为基于文档表示的结果。垂直线为该集合中论文转化位置的平均值。

法计算的转化位置结果也满足特点（b）。

此外，我们还发现，随着临床试验阶段的推进，不同阶段论文之间的转化位置的平均差异逐渐减小。以基于 Word2vec 的转化位置结果为例，Phase Ⅱ 和 Phase Ⅰ 论文之间转化位置差异的绝对值为 0.03，Phase Ⅲ 和 Phase Ⅱ 之间为 0.02，Phase Ⅳ 和 Phase Ⅲ 之间为 0.01（在基于 Doc2vec 的转化位置结果，分别为 0.06、0.03 和 0.01）。

综上所述，从临床试验视角看，无论是基于 Word2vec 还是基于 Doc2vec 的转化位置结果，都可以较好地反映临床试验类论文转化位置的真实情况。

（二）论文分类的视角

1. Weber 基于研究等级的论文分类

Narin 等（1976）根据生物医学期刊刊载的论文研究内容，人工地将生物医学期刊分为四个研究等级："Clinical Observation"（Level 1）"Clinical Mix"（Level 2）"Clinical Investigation"（Level 3）和"Basic Research"（Level 4）。Narin 等通过分析认为，前两个等级的期刊刊载的内容属于临床医学，而后面两个等级的期刊则为基础科学研究。具体地，Narin 等将刊载在 Level 1 和 Level 2 期刊上的研究划归为"Clinical Medicine"，把刊载在 Level 3 和 Level 4 期刊上的研究划归为"Basic Research"。由于 Narin 等的分类方法经过严格的专家筛选，因此，其分类结果被之后的相关研究广泛地用作对比标准。

Weber（2013）提出了一种基于 MeSH 词的生物医学三角理论（Triangle of Biomedicine）。在生物医学转化三角中，Weber 根据生物医学论文中三种 MeSH 词（即动物相关、细胞/分子相关和人类相关）标引的有无和组合情况，将生物医学论文分为 7 个种类（C、CA、CAH、A、CH、AH 和 H），各个类别分类规则和在 PubMed 中的各个类别的论文具体数量，如表 4-3 所示。

Weber 根据 Narin 等（1976）提出的期刊研究等级划分，对 7 个类别的论文的平均研究等级进行了计算。具体地，Weber（2013）分别为四个等级期刊上刊载的论文赋分为 1、2、3、4，然后将 7 个类别的论文得分的平均值作为其研究等级。其中，研究等级的值越高，说明这类研究更加偏向于基础科学；反之，则更加接近临床医学。

Weber（2013）的研究等级计算结果如表 4 - 4 所示，我们可以发现，C 类论文（用于分类的 MeSH 词全为细胞或分子相关）的研究等级得分最高（3.78），CA 类论文次之（3.68），H 类论文的研究等级得分最低（1.59）。这说明，C 类论文的研究内容最偏向于基础科学，而 H 类论文的研究内容最偏向于临床医学。此外，同时标引有三种 MeSH 词的 CAH 类论文则更偏向于基础研究。

2. Ke 基于 MeSH 词向量的论文分类

Ke（2019）在 Weber（2013）的基础上，通过对 MeSH 词之间的共现关系进行网络表示学习，得到 MeSH 词节点的向量表示。在基础上，利用 MeSH 词分别对 Weber（2013）提出的生物医学转化轴（即从转化三角的 AC 边的中点指顶点 H 的轴）和单篇论文进行向量表示。最后，利用这两个向量之间的余弦相似度来代表论文的应用性（Appliedness）。Ke（2019）的论文应用性的计算方式与本书基于实体的论文转化位置计算方法类似，与 Weber（2013）和 Narin 等（1976）的方法相比，本书与 Ke（2019）的计算结果中，转化位置或应用性的值是连续的，相同类别的论文之间也可以进行量化比较，解决了"以刊评文"和"一刀切"的问题。但是，该方法与 Weber（2013）的方法一样，即只有标引了 MeSH 词的论文才能进行计算。

表 4 - 4　　　　　　　　　转化位置计算结果对比

Weber（2013）		Ke（2019）		基于实体表示		基于文档表示	
类别	Research level	类别	Appliedness	类别	$TL\,E_P$	类别	$TL\,D_P$
C	3.78	CA	- 0.19	CA	- 0.27	C	- 0.21
CA	3.68	C	- 0.15	C	- 0.24	CA	- 0.18
CAH	3.40	CAH	- 0.10	CAH	- 0.19	CAH	- 0.10
A	3.15	A	- 0.06	A	- 0.12	A	- 0.02
CH	2.85	CH	0.10	CH	0.15	CH	0.23
AH	2.10	AH	0.14	AH	0.17	AH	0.28
H	1.59	H	0.48	H	0.24	H	0.40

由于 Ke（2019）采用余弦相似度来计算论文的应用性，因此，论文应用性的取值范围为 [-1，1]。其中论文的应用性越大，则其计算的值越接近 1；反之，则越接近 -1。Ke（2019）对 7 种类别论文的平均应用性计算结果如表 4-4 所示，我们可以发现，H 类论文的应用性最高（0.48），而 CA 类论文的应用性最低（-0.19），且 CAH 类论文也更加偏向基础类研究（应用性低的研究）。这表明 Ke（2019）的计算结果与 Weber（2013）的结果基本一致。

3. 基于论文分类的结果验证

在本小节，本书基于两种转化位置计算方法来分别计算 7 类论文的平均转化位置，并将结果与 Weber（2013）和 Ke（2019）的结果进行比较，以验证本书转化位置计算方法的效果。具体的计算结果如表 4-4 所示。

首先，针对实体表示的方法，平均转化位置最低的是 CA 类论文（-0.27），C 类论文次之（-0.24），而 H 类论文的平均转化位置最高（0.24）。其次，针对文档表示的方法，C 类论文的平均转化位置最低，为 -0.21；CA 类论文的转化位置次之，为 -0.18；而 H 类论文的转化位置最高，为 0.40。此外，两种方法的结果中，CAH 类论文的平均转化位置也更加偏向于基础科学。

对比四种方法的结果（见表 4-4），我们可以发现，本书提出的两种转化位置的计算方法在 7 类论文分类任务上，具有较好的一致性和可靠性。同时，与之前的方法相比，本书提出的两种方法具有以下优势：①被分析的对象不再限于 PubMed 中的论文。任何一篇生物医学相关的论文，均可以基于本书训练的词向量模型和文档向量模型，通过实体抽取、实体表示或文档表示等操作，自动化、简单地得到其转化位置的值。②基于文档的方法不仅考虑了 MeSH 词或线索词等有限信息，而是将整个文档纳入计算范围，考虑了相关实体的上下文、顺序、数量以及组合等更加全面的信息。③可以实现转化位置的快速、实时分析，不再要求被分析论文必须标引有 MeSH 词。④转化位置结果是连续的，不再是离散的有限个数的值，较有效地解决了以前"以刊评文"和根据类别"一刀切"的问题。

二 生物医学领域的论文转化位置分析

在对转化位置计算结果得到验证的基础上，本书进一步从整体、时间和主题维度对生物医学领域的转化位置进行了分析，具体内容如下。

（一）整体维度

在整体维度，本书基于整个 PubMed 论文的转化位置计算结果，对生物医学领域的论文转化位置分布进行了分析。

图 4 - 4 展示了生物医学领域转化位置的整体分布图，横轴是转化位置的取值，纵轴代表概率密度。本书采用了核密度估计（Kernel Density Estimation）方法进行可视化，其中，内核函数为高斯核函数。上图是基于实体表示的转化位置结果分布，下图是基于文档表示的转化位置结果分布。曲线代表密度函数曲线，根据密度分布函数的定义，在两个图中，曲线下方的图形总面积为 1。方块的部分代表转化位置的频率直方分布图，而垂直线代表整体论文的平均转化位置。

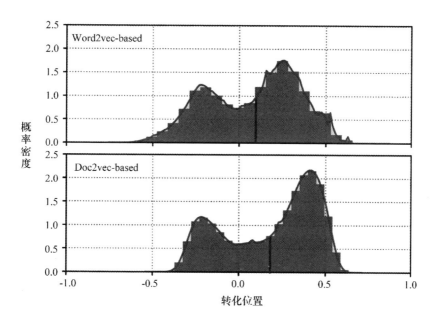

图 4 - 4 PubMed 全部论文的转化位置分布图

观察图4-4可以看到，生物医学领域的论文转化位置整体上呈现双峰分布。结合7类论文数量（见表4-3）和各类论文平均转化位置（见表4-4）的情况，第一个峰值主要指向C类和CA类论文（约占PubMed全部论文的17.7%），其峰值点的转化位置大约为 - 0.25（Word2vec-based）和 - 0.23（Doc2vec-based）。第二个峰值则主要指向H类论文（约占PubMed全部论文的48.1%），其峰值点的转化位置分别对应0.24（Word2vec-based）和0.40（Doc2vec-based）。

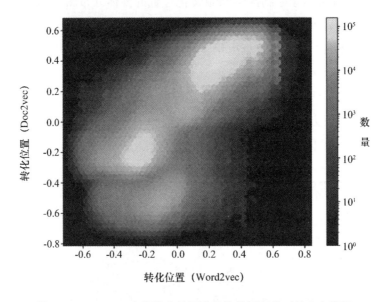

图4-5　PubMed全部论文的两种转化位置取值对的分布热图

同时，比较基于实体表示和基于文档表示的转化位置整体分布情况，可以看到，基于实体表示的转化位置的整体分布范围比基于文档表示的结果更为广泛，即前者的最小值更小，而最大值更大。那么两种方法的转化位置之间存在什么关系呢？为了观察两者的关系，本书对PubMed论文的两种方法的转化位置计算结果取值对进行了可视化。图4-5展示了PubMed中全部论文的两种转化位置对的分布热图。针对一篇特定的论文，横轴表示该论文基于实体表示的转化位置，纵轴表示该论文基于文档表示的转化位置。其中，每一个多边形表示两种转化位置的一个取值对，如果该取值对的数量越多，这个多边形的颜色越黄亮；反之，这个多边形的颜色则越黑暗。观察图 4 - 5 可以发现，两种方法的转化位置整体上呈现正相关关系，即当基于实体表示的转化位置的取值越大时，基于文档表示的转化位置取值也越大。且在大部分情况下（尤其当基于实体表示的转化位置的值大于 0.2 的时候），对于同一篇论文，基于文档表示的转化位置比基于实体表示的转化位置的取值要大。这说明两种方法得到的转化位置具有较好的一致性。

（二）时间维度

图 4 - 6 展示了 PubMed 论文的平均转化位置随着时间的变化趋势。图中的蓝色线条代表论文的平均转化位置。浅蓝色的阴影部分代表一个标准差，用于反映论文转化位置随着时间的变化方向和波动情况。从图 4 - 6 可知，1940—1950 年，论文的整体转化位置有一个激增，这可能是第二次世界大战对生物医学领域研究的刺激引起。同时，我们可以发现，1940—1950 年这段时间之前和之后，生物医学论文的整体转化位置相对保持稳定。而且，1950 年之后，除了平均转化位置的值增加外，我们可以观察到标准误差带也变宽很多，即转化位置的标准差也增加了很多，数据的波动和极值变化较大。这说明，在 1950 年之后，生物医学领域的研究无论是在基础科学方面，还是在临床医学方面的研究更多，也更加深入。

同样的变化趋势也可以在图 4 - 7 中观察到。图 4 - 7 是 PubMed 全部论文的转化位置的取值在年份上的分布热图。针对一个特定的年份，图中的每一个多边形代表在该年份的一个转化位置取值。当该年份中某一个转化位置取值的论文数量越多时，多边形的颜色越黄亮，否则，多边形的颜色越黑暗。与图 4 - 6 相比，图 4 - 10 可以反映全部论文的转化位置随着时间变化的情况。

观察图 4 - 7，我们可以发现，在 1940 年之前，生物医学领域每年的发文量较少（颜色为紫色和黑色），论文转化位置的取值主要分布在一个较窄的区间：基于实体表示的论文转化位置集中在 [-0.2, 0]，而基于文档表示的论文转化位置集中在 [0.5, 0.3]，取值上比较接近

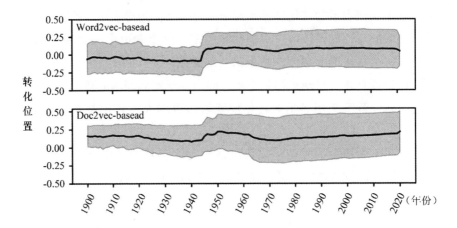

图 4 - 6 PubMed 论文的平均转化位置随时间的变化情况

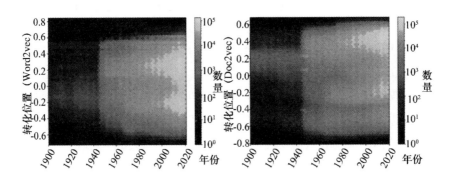

图 4 - 7 PubMed 全部论文的转化位置在时间上的分布热图

动物（A）和人类（H）相关的论文。这说明，在 1940 年之前，生物医学领域的研究整体还处在比较初步的认知阶段，研究的层次主要在动物和人体上。随着时间的推移，我们可以发现，分布热图整体变得更加黄亮，说明生物医学领域的发文量越来越多，研究越来越活跃。我们还可以看到，生物医学论文的转化位置取值的整体范围不断扩大，说明生物医学领域研究的深度和广度不断增加。在 2015—2020 年间，基于实体表示的论文转化位置取值范围已经达到 [- 0.8，0.75]，类似地，基于文档表示的论文转化位置取值范围已经达到 [- 0.8，0.7]。一方面，论文的转化位置取值区间的最小值越来越小，说明生物医学领域在基础研究领域不断细化和深化，在微生物、细胞、分子等层次上的研究越来越多。另一方面，论文的转化位置取值区间的最大值越来越大，这表明生物医学领域研究在临床实践和临床应用方面也有较多成果。此外，在两个图中间，处于最大和最小值亮带中间均存在一个"洼地"（颜色较上下的亮带较浅），可能反映出基础科学和临床应用之间的合作和交流还不充分。

（三）主题维度

在主题维度，本书选取了阿尔茨海默病、乳腺癌、基因编辑、干细胞、棕色脂肪组织、冠状病毒、艾滋病、HIV 疫苗和 HPV 疫苗 9 个生物医学领研究主题，并对各个研究主题的论文转化位置进行对比分析。2020 年 03 月 20 日，本书通过 PubMed 收集了有关这 9 个研究主题的所有相关论文，具体的检索策略见附录 B。9 个生物医学研究主题的基本情况如表 4 - 5 所示，包括各个主题的总文献量、发表年份、英文名和平均转化位置等信息。

表 4 - 5　　　　　　9 个生物医学研究主题的基本情况概览

编号	主题 中文名	主题 英文名	总文献量	发表年份	平均转化位置 （Word2vec）	平均转化位置 （Doc2vec）
1	阿尔茨海 默病	Alzheimer's Disease	161778	1913—2020	0. 13	0. 19
2	乳腺癌	Breast Cancer	418348	1789—2020	0. 19	0. 29
3	基因 编辑	Gene Editing	16123	1977—2020	- 0. 16	- 0. 05
4	干细胞	Stem Cell	442522	1911—2020	- 0. 04	0. 06
5	棕色脂肪 组织	Brown Fat	16024	1922—2020	- 0. 07	- 0. 14
6	冠状 病毒	Coronavirus	56382	1949—2020	- 0. 02	- 0. 01
7	艾滋病	HIV	368897	1954—2020	0. 18	0. 32

续表

编号	主题中文名	主题英文名	总文献量	发表年份	平均转化位置（Word2vec）	平均转化位置（Doc2vec）
8	HIV疫苗	HIV Vaccine	17355	1967—2020	0.03	0.19
9	HPV疫苗	HPV Vaccine	10734	1962—2020	0.16	0.35

在总文献量上，干细胞相关研究的文献量最多（442522），乳腺癌相关研究的文献量次之（418348），而 HPV 疫苗相关研究的文献量最少（10734）。在发表年份上，乳腺癌的研究历史最为悠久，有关乳腺癌的文献最早发表在 1789 年，而基因编辑相关研究的历史最短，最早关于基因编辑的论文发表在 1977 年。本书还对各个研究主题的文献量随年份变化的情况进行了统计，结果如图 4 - 8 所示。整体来看，所有 9 个研究主题的文献量随着时间的推移均呈现明显的增长趋势。例如，阿尔茨海默病的文献量在 20 世纪 60 年代经历了一个小幅度的下降后；从 1975 年开始，其文献量一直保持高速增长。在 2019 年时，阿尔茨海默病的年文献量已经超过 1 万篇。再如，关于艾滋病的年文献量自 1980 年起，增长迅速；且从 1990 年起，艾滋病相关的文献每年的发表量就在大约 1 万篇。值得注意的是，2000 年前，冠状病毒的研究文献保持较为稳定的增长趋势。2000 年之后，关于冠状病毒的文献数量出现两个峰值，这可能分别与 2003 年暴发的非典型性肺炎（SARS-CoV）和 2012 年暴发的中东呼吸综合征（MERS-CoV）相关。特别地，冠状病毒相关的研究数量在 2020 年有一个激增（曲线趋势几乎为垂直增长），这可能与近期暴发的新型冠状病毒肺炎（CoVID-19）有关。

在表 4 - 5 的最后两列给出了 9 个研究主题相关论文的平均转化位置，可以看到，乳腺癌、艾滋病和 HPV 疫苗相关研究论文的平均转化位置排在前三位，说明整体上来看，这三个主题的相关研究更加偏向于临床研究。基因编辑、干细胞、棕色脂肪组织和冠状病毒相关论文的平均转化位置则排在倒数几位，表明这些主题的相关研究更加偏向于基础研究。这一结果可以通过以下几点来解释。

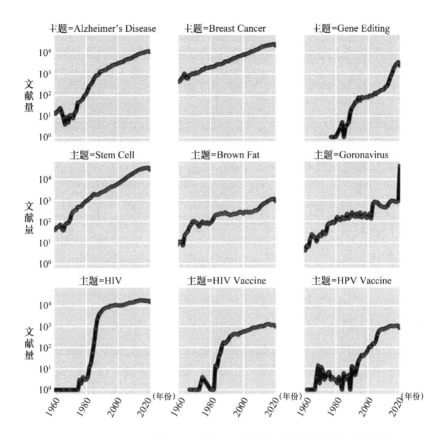

图 4-8   PubMed 中有关 9 个研究主题的文献量随年份的变化情况

（1）研究主题本身的属性：乳腺癌、艾滋病等研究主题本身是人类疾病，很多论文中都涉及实际病例情况，其研究层次主要与人类相关，其研究成果往往直接用于该疾病的临床治疗，因此，其研究论文的平均转化位置的值较高。而基因编辑、干细胞、棕色脂肪组织和冠状病毒，分别属于生物医学领域的基础实验技术、细胞、分子和微生物等微观对象，其本身具有基础科学研究的属性，其研究成果往往并不能迅速和直接应用于临床，因此，其相关研究的平均转化位置取值较低。

（2）相关研究成果的转化应用情况。例如，HIV 疫苗和 HPV 疫苗两者的转化位置取值相差较大，就是由于这种情况造成的。尽管 HIV 疫苗的研究也收到了广泛的关注和科学界积极参与，但是迄今为止，还没有可以应用于人类的安全可靠的疫苗成功上市，其相关研究主要还是集中在实验室水平和动物模型上，因此，HIV 疫苗相关研究目前还主要在做基础研究，其论文的转化位置取值较低。与之不同的是，HPV 疫苗成功上市，并在人群中得到广泛的接种，也就是说，HPV 疫苗的相关研究得到了成功的转化和应用，其相关进一步扩展到人类，比如临床疫苗接种的意愿和疫苗接种后对宫颈癌发生的影响等课题，因此，其论文的转化位置取值更高。

进一步地，本书从时间维度出发，对各个研究主题的论文转化位置随时间变化的趋势进行了分析，结果如图 4-9 和图 4-10 所示。图中的线表示各个主题的论文平均转化位置的变化情况，而浅色的阴影部分代表标准误差带（1 个标准差），用于反映各个研究主题的论文转化位置随着时间的波动情况。

观察图 4-9，根据图中论文转化位置的取值范围和平均转化位置随时间的变化趋势，可以将这 9 个主题分为以下几个类别。

（1）论文转化位置的取值范围偏向临床医学，且平均转化位置随着时间的推移呈下降趋势。阿尔茨海默病和乳腺癌属于这一类别。由于这两个研究主题本身的研究层次偏向于临床医学，因此其论文转化位置的取值范围偏向于临床医学，即一般大于 0。同时，随着生物医学的进步，基因治疗、靶向治疗和分子治疗等更加偏向基础科学的医疗技术在这两种疾病的研究中越来越活跃，即这两种疾病的研究层次更加微观化、基础化和精细化，因此，其论文平均转化位置呈现逐渐降低的趋势。

（2）论文转化位置的取值范围开始偏向基础医学，随着时间的推移，其平均转化位置不断增加，且其转化位置的取值范围开始偏向临床医学。基因编辑、干细胞、棕色脂肪组织、冠状病毒、HPV 疫苗属于这一类。首先，因为这些研究主题自身的属性比较偏向基础研究，所以其论文转化位置的取值范围最开始较小，一般小于 0。例如，基因编辑属于 DNA 分子层面的一种生物医学基础技术，干细胞属于一种再生细胞，冠状病毒属于微生物，而疫苗早期主要在分子水平或者动物模型上进行研究。其次，由于这些主题的研究成果被应用于临床医学，从而使得其转化位置的取值不断增加，并最终偏向临床医学。具体地，基因编辑技术被成功用于治疗一些遗传性疾病，干细胞被成功应用于白血病的治疗，棕色脂肪组织被证明与肥胖、糖尿病等人类疾病密切相关，而HPV 疫苗已经成功上市并被广泛接种。

（3）论文转化位置的取值范围随着时间的推移整体变化不大。艾滋病和 HIV 疫苗的研究属于这一类。艾滋病和艾滋病疫苗虽然被生物医学领域广泛关注和研究，但是迄今为止，还没有突破性的成果出现。

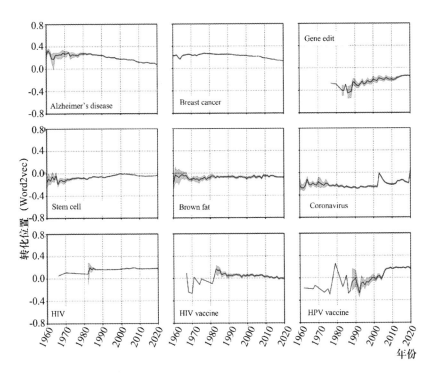

图 4 – 9　各个主题论文的平均转化位置（Word2vec-based）随时间变化的情况

针对基于文档表示的转化位置计算结果，各个主题论文的平均转化位置随时间的变化趋势和整体取值范围（如图 4 – 10 所示），与上述基于实体表示的结果（如图 4 – 9）基本一致，因此，在此不再赘述。

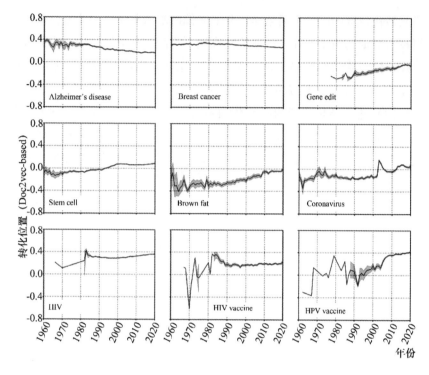

图 4 – 10　各个主题论文的平均转化位置（**Doc2vec-based**）随时间变化的情况

第五节　本章小结

　　根据生物医学论文转化位置的定义，转化位置计算的重点在于实现生物医学"转化轴"和单篇论文内容的可计算化。以生物医学知识图谱为基础，本书提出了基于实体表示和基于文档表示的两种生物医学论文转化位置计算方法。

　　在基于实体表示的转化位置计算方法中，本章使用 fastText 基于 PubMed 语料之中训练领域词向量，在此基础上，根据转化医学三角中对基础类 MeSH 词和临床类 MeSH 词的划分，得到生物医学"转化轴"的向量化表示。然后，本章使用论文提及的生物医学实体的向量加和对单篇论文内容进行向量化表示。最后计算论文向量在转化轴上的余弦投影为论文的转化位置。基于文档表示的方法与基于实体的方法类似，两者的不同之处在于：①转化轴的向量表示不同。基于实体的方法使用基础类 MeSH 词中心指向临床类 MeSH 词中心的向量来表示转化轴，而基于文档表示的方法直接使用基础类论文中心指向临床类论文中心的向量来表示转化轴。②单篇论文内容的向量表示不同。基于实体的方法仅使用论文所提及生物医学实体（疾病、蛋白质等）的向量加和表示论文，而基于文档表示的方法直接使用论文文档的全信息（标题＋摘要）表示论文的内容向量。

本章从临床试验和论文分类两个视角对两种转化位置计算方法的效果进行了验证。结果显示，两种生物医学论文的转化位置计算方法都具有较好的一致性和可靠性。具体地，在临床试验视角下，两种方法的转化位置计算结果都满足：①临床试验类论文的转化位置取值基本都大于 0，且远大于 PubMed 整体论文的转化位置平均值。②各个阶段临床试验类论文的转化位置平均值满足 Phase Ⅳ > Phase Ⅲ > Phase Ⅱ > Phase Ⅰ。在论文分类视角下，两种方法的转化位置计算结果对 Weber（2013）在转化医学三角理论中提出的 7 种类别的论文均具有较好的区分性，且各类论文的转化位置取值范围和大小，与 Weber（2013）和 Ke（2019）的结果也基本一致。

同时，本书提出的方法比之前 Weber（2013）和 Ke（2019）的方法具有以下优势：①被分析的对象不再限于 PubMed 收录的论文；②被分析的对象不再要求必须标引有 MeSH 词，可进一步实现生物医学论文转化位置的快速、实时分析；③基于文档表示的方法考虑了 MeSH 等实体的上下文、顺序、数量以及组合等更加全面的信息；④两种方法计算得到的转化位置取值均在连续范围 [-1, 1]，不同的论文之间可以进行有效比较，避免了"以刊评文"以及"一刀切"等问题。

本章还对生物医学论文的转化位置从整体、时间和主题三个维度进行了较为具体的分析。在整体维度，本书发现生物医学论文的转化位置呈现"双峰"分布，分别对应基础类（C 和 CA 类）论文和临床类（H 类）论文。

在时间维度，本书发现：在 1940 年，生物医学论文的转化位置取值范围较窄，集中在 A 类和 H 类论文，表明当时的生物医学研究处在较为初步的认知阶段；随着时间的推移，生物医学论文的转化位置整体取值范围不断扩大，说明生物医学研究的深度和广度不断增加。一方面，论文转化位置取值范围的最小值不断减小，表明生物医学领域在基础研究领域不断深化和细化，从个体不断深入到细胞、分子等微观水平；另一方面，论文转化位置取值范围的最大值不断增加，表明生物医学领域在临床实践和应用领域的研究也有较多成果。

在主题维度，本书发现：在不同的研究主题下，生物医学论文转化位置的取值范围和变化趋势不同。这可能与研究主题本身的属性、相关研究成果的转化应用情况等因素有关。

第五章 生物医学论文的转化概率和转化强度预测

对生物医学论文的转化概率和转化强度进行及时的预测和分析，有助于尽早发现具有转化潜能的生物医学成果，提升生物医学研究转化成功率，从而促进生物医学研究的健康效益最大化。本章提出了一种基于知识图谱和多特征融合的机器学习方法，用于生物论文的转化概率和转化强度预测。本章首先对基于机器学习的生物医学论文转化概率和转化强度预测的实现难点和可行性进行了具体分析。基于此，从待预测论文、被引文献集和施引文献集三个维度出发，综合引用相关特征、转化相关特征、主题内容特征和其他特征等四个方面构建特征工程。以前面完成的生物医学知识图谱为基础，构建实验训练集和测试集、并收集和抽取相关特征。选取 XG-Boost、随机森林和多层感知机等机器学习算法，学习相应的分类和回归模型，以实现生物医学论文的转化概率和转化强度预测。通过对实验结果进行评估，发现本章提出的方法具有较好的预测效果。

第一节 难点和可行性分析

在第三章中，本书概括性地叙述了生物医学论文转化概率和转化强度的预测方法的整体思路，即将其转化为对生物医学论文被临床类论文的引用概率和引用次数的预测问题。因此，本章的目标是：以生物医学知识图谱为数据基础和方法基础，结合相应的机器学习模型，预测 PubMed 中单篇生物医学论文的临床引用概率和临床引用次数。其难点和可行性分析如下：

第一，大规模的学术论文引用情况分析是可行的。在传统研究中，有关论文引用概率（是否会被引）和论文引用次数的研究主要集中在图书情报学领域。研究人员往往通过对一个学科领域中论文的相关特征进行统计分析，并设计相关的计量指标和可视化方法，来定量地研究学术论文的引用情况。与此联系比较紧密的研究主题有：零被引论文、高被引论文自动识别、睡美人论文自动识别、王子论文自动识别以及引文分布情况等。然而，这些研究往往依赖于领域专家人工收集和标注的小型数据集。本书的研究对象是生物医学领域的全部论文（约3000万篇），且包含了多个生物医学子领域。因此，尽管针对一些特定的子领域取得了较好的研究结果，传统的研究方法和结论仍然较难直接移植到本书的预测任务上。

随着越来越多学术大数据集的开放获取，计算资源的丰富，以及自然语言处理、机器学习等方法的兴起，使得大规模学术论文的引用情况分析成为可能。例如，Tang等（2020）对arXiv中收录的所有人工智能相关的论文进行分析发现，在2019年，人工智能领域的论文发表后平均0.2年即可以得到第一次引用，这一速度比2000—2007年快5倍左右。Huang等（2019）针对ArnetMiner中收录的1936—2014年间发表的128万多篇论文，进行引用情况统计分析，并归纳了论文从零被引到第一次被引和论文从第一次被引到第 N 次被引的规律。李信和程齐凯（2019）以CNKI中收录的力学、计算机科学、图书情报学、地球物理学和药学领域在2004—2016年发表的全部45万篇中文论文为数据源，提出期刊引用分数和文献下载分数两个指标，进行了高被引论文自动识别研究。

第二，单篇论文的引用情况是可以被预测的。美国著名科学领导者、曼哈顿计划的提出者和执行人 Vannevar Bush[①]（1945）曾在其写给

[①] Vannevar Bush（1890—1974），美国伟大的工程师、科学家、发明家和科技管理者，在第二次世界大战中担任美国科学研究和发展办公室（U. S. Office of Scientific Research and Development）主任，并领导了著名的曼哈顿计划。其发表于1945年的论文"As We May Think"开创了数字计算机和搜索引擎研究的时代，其报告"Science, The Endless Frontier"直接促成了美国政府批准成立国家科学基金会（NSF）和高级研究规划署（ARPA）等科研机构，使得美国在尖端科研领域长期处于领先地位。此外，"信息论之父"香农和"硅谷之父"特曼是其学生，其本人也被誉为"信息时代的教父"。

美国总统的报告 "Science, The Endless Frontier"（《科学，无尽的疆界》）中指出，单个调查研究的后期结果是无法被准确预测的[①]。论文的引用情况，即论文的学术影响力的量化，作为论文的后期结果之一，其是否可以被准确预测也因此备受争议。一方面，多个事实和研究结果表明，单篇论文的引用情况预测是一个非常复杂和困难的任务。例如，发表在同一本期刊的多篇论文在一段时间后的引用情况可能千差万别，同一个作者撰写的多篇论文的长期引用结果也存在很大的差异。同时，学界关于引用机理的研究指出，学术交流中的引用存在多达数十种不同的引用动机，且大量作者在引用一篇论文时可能根本没有阅读过这篇论文等。总之，这些因素都说明了真实世界中引文数据大量噪声的存在和论文引用动态的随机性。

　　虽然如此，学术界还是有较多研究对以上观点进行了挑战，比较典型的相关研究有：Wang 等（2013）以美国物理学会发布的 45 万多篇物理学领域论文（简称 APS 数据集）和 Web of Science 中收录的 12 本期刊在 1990 年、1995 年和 2000 年三年收录的全部论文为数据源，对学术论文的长期学术影响进行了分析，发现学术论文的长期引用随着时间呈现一般性规律。Bornmann 等（2014）对 Web of Science（WoS）收录的在 1980—2010 年发表的 48 万多篇论文的引用情况进行预测，发现在考虑协变量之后，可以有效地提升论文引用量预测的效果。Stern（2014）对 WoS 中收录的所有发表在 2006 年的政治学和经济学论文的引用情况进行了调查，发现论文发表后头两年的引文信息可以解释较长时间内累积引文变化的一半以上，且期刊影响因子可以明显改善期刊论文引用排名的预测结果。Cao 等（2016）提出了一种基于平均引用动态和高斯混合模型的论文引用预测方法，并使用 WoS 收录的发表在 1981—2001 年的所有论文为例进行了实验，取得了当时的引文预测最好的效果。Abrishami 和 Aliakbary（2019）在 Cao 等研究的基础上，将

---

　　① 原文为 "Statically it is certain that important and highly useful discoveries will result from some fraction of the undertakings in basic science; but the results of any one particular investigation cannot be predicted with accuracy"。

论文发表后不同年份的引用量预测问题转化为一个序列到序列（seq2seq）问题，利用循环神经网络（RNN）结构构建编码—解码（Encoder-Decoder）模型，结果表明，该方法在 Cao 等（2016）的数据集上的引用预测效果得到了较大的提升。

综上所述，单篇论文发表后引用情况的准确预测，虽然是一个较为复杂且具有挑战性的任务，但不是不可能的。在数据量达到一定的规模，结合合理的特征选择和关键性算法支持，单篇论文引用情况的合理预测是可行的。

第三，临床引用分析具有其独特性和复杂性。本书通过对单篇生物医学论文的临床引用概率和临床引用次数的预测，来分析该论文的转化概率和转化强度。与传统的论文引用情况预测相比，临床引用分析具有其独特性和复杂性。在本书研究中，论文临床引用情况指论文发表后，是否被临床类论文（临床指南和临床试验类论文）引用和引用次数的多少。强调施引论文为临床类论文，即需要预测论文在临床环境中的影响力。而在传统的论文引用情况分析中，每一次引用都是等价的，而忽略了施引论文的类别、影响力以及其他信息的差异。例如，高被引论文并不一定是临床高被引论文，甚至会是临床零被引论文（将在下一节进行具体的量化分析）。传统研究中得到的论文引用动态规律或模型，在临床引用上也不一定适用，甚至临床引用可能不存在规律性。因此，学术论文的临床引用预测分析与传统的论文引用情况预测不同，具有其独特性。正是由于这种独特性，论文的临床引用分析比传统的论文引用分析更加复杂。在传统的论文学术影响力预测模型的基础上，生物医学论文的临床引用预测任务，可能需要进一步考虑更加细粒度、领域层面和语义层面的论文特征，以提升预测效果。例如，生物医学论文的转化位置、论文中生物医学实体的统计量以及生物医学研究主题等。

为了更好地完成本章的任务（即生物医学论文的转化概率和转化强度的预测任务），在进行生物医学论文的临床引用分析，需要考虑以下问题：（1）在真实世界的数据中，生物医学论文的临床引用情况可以较好地反映其临床转化情况吗？（2）现有数据集中包含的生物医学论文和其临床引用的数量是否足够，来进行预测模型的训练和优化？

（3）被临床引用的生物医学论文是否存在一些一般性的特征或模式，可以被用来作为临床引用的预测特征？本章将在后面的章节（如"数据获取和分析""特征构建"）中对这些问题进行详细探讨和分析。

第二节 探索性数据分析

本章使用的数据集来自第四章构建的生物医学知识图谱。从生物医学知识图谱中，可以方便地获取 PubMed 2020 Baseline 全部论文的相关信息，以构建机器学习模型所需的特征工程、训练数据和测试数据集合。

在训练分类或预测模型之前，本书基于 PubMed 数据，借用探索性数据分析（Exploratory Data Analysis，EDA）方法，并结合之前的相关研究，对 6.1 节提出的问题进行了具体分析，主要包括以下两个方面：

一 生物医学领域重要发现的临床引用情况

本书选取了 Contopoulos-Ioannidis 等（2008）列出的 10 种具有高临床转化潜能的医学发现[①]的关键论文进行了分析，结果如表 5-1 所示。这 10 种医学发现主要是药物和手术疗法，且这些发现主要集中在 1980—2000 年，例如，治疗艾滋病的抗病毒药物 Zidovudine（齐夫多定）、治疗颈动脉粥样硬化的颈动脉内膜切除术等。观察表格，我们可以发现，每个医学发现的关键论文都被临床类论文引用，且临床引用的次数还较高。同时，Hutchins 等（2019）根据诺贝尔官网[②]上列出的 1995—2018 年间诺贝尔生理学或医学获奖成果的关键性论文进行了分析，发现了类似的结论（除了 2017 年的获奖关键论文外，其他论文均至少获得了 1 次临床引用，最高的临床引用次数达到 159 次）。与本书选取的 10 种医学发现不同，诺贝尔生理学或医学的获奖成果包括的范

---

① 原文发表在 *Nature* 杂志，作者对这些医学发现的描述为 "Very promising claims of new discoveries with clear clinical potential"。

② 诺贝尔奖官网。http：//www. nobelprize. org.

围更大，不仅包含具有临床应用价值的药物或疗法（例如，磁共振成像技术 MRI、寄生虫病治疗），也包含一些基础性的生物医学研究发现（例如，细胞对氧气的感应和适应、端粒和端粒酶）。无论是 Contopoulos-Ioannidis 等（2008）列出的 10 种医学发现，还是诺贝尔生理学或医学奖的获奖成果，都是具有较好临床应用价值的生物医学成果。因此，以上结果和分析说明，使用"论文是否被临床引用"来反映生物医学论文的临床转化情况是可行的。

对比 Hutchins 等（2019）和本书的结果，还可以发现，诺贝尔生理学和医学奖关键论文的临床被引数整体上比本书选取的 10 种药物或疗法低，引起这种现象的原因可能是：（1）诺贝尔生理学或医学奖的获奖成果中较多的成果为生理学研究成果，与药物和疗法相比，更加倾向于基础科学研究，比如"Nitric oxide signals in the cardiovascular system"（心血管系统中的一氧化氮信号）、"circadian rhythms"（昼夜规律）和"vesicle trafficking"（囊泡运输）等。（2）临床引用数是论文整体引用数的子集，其也应具有时间累积性，而本书列举的 10 种医学发现的关键论文的整体发表时间晚于 Hutchins 等列举的诺贝尔关键论文的发表时间。两者之间的差异说明，论文的研究内容、与基础（或临床）科学的知识距离，以及发表的年份等因素可能与论文的临床引用量有关。同时，虽然本书列举的 10 个重要发现可能没有获得诺贝尔奖，但它们整体的临床转化和应用程度比诺贝尔奖更高，这在一定程度上说明了使用"论文的临床被引次数的多少"来衡量论文的临床转化强度的可行性。

表 5 - 1　　　　10 个重要医学发现的关键论文的临床引用情况

序号	主题	中译名	适应症	文献 PMID	发表年份	总被引数①	临床被引数②
1	Zidovudine	齐夫多定	艾滋病	3299089	1987	1 229	146
2	Indinavir	茚地那韦	艾滋病	9287227	1997	1 755	303
3	Levamisole	左旋咪唑	结肠癌	2300087	1990	1 311	186

① "总被引数"指一篇被引的总次数，不区分施引论文的类别。
② "临床被引数"指论文被临床指南类论文或临床试验类论文引用的次数。

序号	主题	中译名	适应症	文献PMID	发表年份	总被引数①	临床被引数②
4	Enalapril	依那普利	充血性心力衰竭	2057035	1991	1 692	284
5	Postmenopausal HRT	绝经后女性的激素疗法	女性冠状动脉疾病	1870648	1991	1 300	203
6	Carotid endarterec-tomy	颈动脉内膜切除术	颈动脉粥样硬化	1852179	1991	4 445	490
7	Percutaneous angioplasty	经皮腔内血管成形术	肾动脉狭窄	8433725	1991	1 212	206
8	Oral retinoic acid	口服视黄酸	早幼粒细胞白血病	3165295	1988	1 259	67
9	Abciximab	阿昔单抗	血栓	8121459	1994	1 579	312
10	Ribavirin	利巴韦林	慢性丙肝	9807989	1998	1 517	296

二　生物医学论文的引用情况分析

包括总被引情况和临床被引情况。首先，基于 PubMed 的全部数据，本书对生物医学论文的引用量分布情况进行了整体描绘，结果如图 5 – 1 所示。其中，图 5 – 1（左）表示生物医学论文的总引用量的文献频数分布图，从图中可以看到，分布图整体呈现"长尾分布"，即随着总引用量的增加，对应的文献频数不断减少。具体地，被引 0 次的论文频数最大，达到 10^7 左右；其次是被引 1 次的论文，其频数在 10^6—10^7 之间；当总被引量大于 1000 次时，相应的文献频数减少到 1；极少有论文的总被引次数大于 10 万次。

图 5 – 1（右）为生物医学论文的临床引用量的文献频数分布图，与论文总引用量—文献频数分布图相比，该图整体上也呈现类似的"长尾分布"，但两者也存在一些差异。该图整体上没有左图稠密，说明具有相当一部分的引用量不为零的论文没用被临床类论文引用。此

① "总被引数"指一篇被引的总次数，不区分施引论文的类别。
② "临床被引数"指论文被临床指南类论文或临床试验类论文引用的次数。

外，当论文的临床被引次数达到 400 左右时，相应的文献频数减少到
1，且没有论文的临床被引次数大于 1 万次。

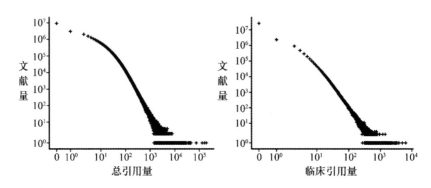

图 5 – 1　PubMed 中论文引用量的分布情况

然后，本书将论文自发表起到计算时止经历的年岁定义为"论文
年龄"。比如，PMID 为 10590187 的论文发表在 2000 年，那么在 2000
年和 2005 年的时候，其"论文年龄"分别为 0 岁和 5 岁。基于此，本
书选取 PubMed 中发表在 2000 年的 532 395 篇论文为例（具体情况见表
5 – 2），对其临床引用情况随论文年龄的变化情况进行了统计和可视
化，结果如图 5 – 2 所示。

表 5 – 2　　　　　PubMed 中收录的 2000 年发表的论文统计信息

	全部论文	C 类论文	CA 类论文	H 类论文
文献数量	532395	27547	68057	197239
占比（%）	100%	5.17%	12.78%	46.30%

其中，图 5 – 2（左）表示被临床类论文引用（即临床被引次数大
于 0）的论文占总体论文的百分比在论文年龄上的累积分布，其中不同
颜色的曲线代表不同类别的论文子集。通过观察图 5 – 2（左），可以发
现：（1）所有论文和各子类论文的曲线，在整体趋势上，均呈现先快
速增长，然后逐渐稳定的趋势。（2）C（或 CA 类）论文的临床被引百
分比总体论文低很多，且 C 类低于 CA 类，而 H 类论文的临床被引百分

比比总体论文高。这说明论文的研究内容越偏向于临床应用，则越有可能被临床类论文引用。截至 2020 年的数据，全部论文中有 27% 的论文被临床引用，其中，38% 的 H 类论文被临床引用，13% 的 CA 论文被临床引用，而 C 类论文中被临床引用的仅占 4% 左右。（3）在论文年龄达到 5 时，各曲线出现较为明显的拐点，表示累积百分比增长降低明显。之后，各曲线的斜率持续不断减少。在论文年龄达到 15 年之后，各曲线趋向于稳定。这说明生物医学论文被临床引用与否，会在其发表后5—15 年后趋向于稳定。

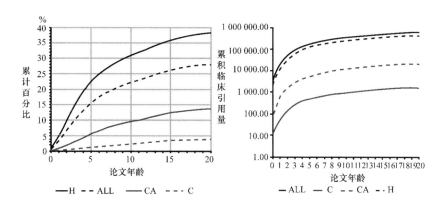

图 5 - 2　发表在 2000 年的 PubMed 论文的临床引用在论文年龄上的分布情况①

图 5 - 2（右）为论文的临床引用量在论文年龄上的累积分布，其中不同的颜色曲线分别代表不同类别的论文集合。通过图 5 - 2（右），可以发现，整体上论文的累积被引次数随着论文年龄的增长，呈现先增长后逐渐稳定不变的趋势。特别地，当论文年龄大于5 时，各曲线逐渐趋向于水平。这说明，生物医学发表 5 年后，其临床引用次数趋向于稳定。图 5 - 3 为论文的平均临床引用量随着论文年龄的增长的变化趋势，可以发现，H 类论文的平均临床引用

———————

① 其中，"ALL"指全部论文；"C"和"CA"是与细胞/分子或动物相关的研究（见表4 - 4），其研究内容偏向于基础科学；"H"则代表与人类相关的研究，其研究内容偏向于临床应用。

量一直高于总体论文，而 C 类和 CA 类论文的平均引用量则一直低于总体。这说明论文的研究内容越偏向于临床应用，则其被临床引用的次数可能越高。

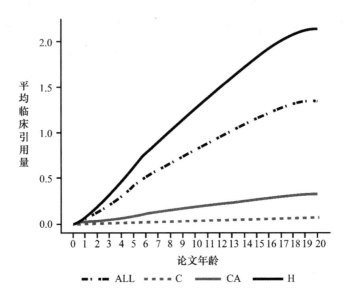

图 5 - 3　2000 年发表的 PubMed 论文的平均临床引用量在论文年龄上的分布情况

　　本书还对 1995—2015 年间 PubMed 中全部论文的总被引次数和临床被引次数[①]进行了统计分析，结果如图 5 - 4 所示。在图 5 - 4 中，每一个圆圈代表具有相同发表年份和被引次数的论文集合。圆圈的颜色可以反映出集合中论文数量的多少，即圆圈的颜色越黄，集合包含的论文数量越多，而圆圈的颜色越紫，则集合中包含的论文数量越少。图中的红色曲线则代表论文的年平均被引次数的变化情况。

---

　　① 这里的"总被引次数"和"临床被引次数"为数据进行收集时（2020 年 3 月）的数据。

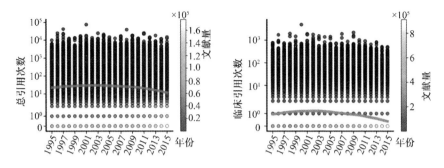

图5-4　PubMed 中 1995—2015 年发表的论文引用次数分布①

观察图5-4（左）可以发现，每年论文总被引次数的整体分布与图5-1类似，呈现"长尾分布"：总被引频次为0的论文数量最多，每年在 10^5 篇以上；随着论文总被引频次的增加，相应的论文数量逐渐减少（圆圈颜色由绿变紫）；极少数论文的总被引次数超过 10^4 次。论文的平均总被引次数整体上基本保持稳定，在25次左右；2009年后呈现轻微的下降趋势，可能是由于引用的时间累积性引起。

图5-4（右）是论文临床被引次数的分布情况，单独观察每一年的分布，可以发现其与图5-1（右）类似。此外，在1995—2005年，论文的平均临床引用次数基本保持稳定，在1.2次左右；2005年之后，论文的平均临床被引次数下降明显；与论文的平均总被引次数多的转折点（2009）年相比，平均临床被引次数下降较早，说明论文获得一次临床引用比获得一次一般引用所花费的时间更长，论文的临床引用情况可能受到更为复杂的因素影响。

结合以上分析结果可知，使用生物医学论文的临床引用情况对其临床转化概率和转化强度进行衡量和分析是可行的。通过对论文临床引用情况的具体分析，以及与论文总引用量分布情况的对比分析，本书也发现论文的临床引用情况与一般引用情况的分布和变化趋势上具有较为明显的相似性。由于以往多个研究（Abrishami and Aliakbary，2019；Born-mann et al.，2014；Cao et al.，2016）已经成功构建了论文一般引用的预

---

① 注：红线表示平均值的变化趋势。

测模型，并取得了较好的效果，且论文的临床引用也存在一般性规律，因此是可以被预测的。同时，论文临床引用也具有其自身的独特性，与论文的研究内容、与临床和基础科学的知识距离等因素密切相关。

此外，要对生物医学的临床转化概率和转化强度进行预测分析，训练数据集的时间跨度选取很重要。通过以上分析发现，生物医学论文在发表 15 年左右后，其临床引用情况基本稳定。基于此，本书选取 1985—2005 年间 PubMed 收录的论文做进一步分析和预测。

表 5 - 3　　　1985—2005 年间 PubMed 收录论文的基本统计情况

	全部论文	C 类论文	CA 类论文	H 类论文	临床类论文
文献数量	9822620	995861	1668729	6814431	378876
占比	100%	10.14%	16.99%	69.37%	3.86%

如表 5 - 3 所示，PubMed 中发表在 1985—2005 年间的论文有 9 822 620 篇，其中包含有 378 876 篇临床类论文。这些临床类论文平均有 26.7 篇参考文献，即 10，115 989 篇文献（大于 9 822 620）；因此，理论上 1985—2005 年的每篇论文都有被临床类论文引用的可能（实际上只有约 30% 的论文被临床引用，如图 5 - 2 所示）。总之，这说明 PubMed 中收录的生物医学论文的数量以及其临床引用的数量，是机器学习预测模型的较好数据基础。

第三节　训练数据和测试数据

根据前面的分析，生物医学论文的临床引用情况在其发表 15 年后会基本稳定。因此，本书选取 PubMed 中发表在 1985—2005 年间的生物医学论文作为机器学习的数据来源。如表 5 - 3 所示，这 21 年间共有论文 9 822 620 篇。为了构建有监督的机器学习模型，本书分别为二分类和回归预测实验按照一下方法构建了训练数据和测试数据，具体的步骤如下。

一　二分类实验数据集

二分类实验的结果变量为"待预测论文是否被临床类论文引用"。在具体观察的时间点（本书统一为 2020 年），如果论文被临床类论文引用的次数大于或等于 1，则该论文的结果变量观察值为阳性值，归为类别"1"。而如果论文没有被临床类论文引用过，则该论文的结果变量观察值为阴性值，归为类别"0"。

因为本书采用的是有监督的机器学习分类算法，为了保证分类模型的有效性和泛化能力，实验需要满足以下条件：①训练数据和测试数据的数据量要充足；②训练数据和测试数据中的阳性样本和阴性样本的数量要平衡；③测试集中的数据需要没有在训练集中出现过；④需要使用交叉检验法，防止过拟合情况的发生。

具体地，本书采用了随机抽样的方法来构建训练数据和测试数据。首先，从 9 822 620 篇论文中随机抽取结果变量为阳性和阴性的论文各 45 万篇①。然后，从 45 万篇结果变量为阳性的论文中随机抽取 44 万篇论文作为子集一，剩下的 1 万篇论文作为子集二。类似地，再从 45 万篇结果变量为阴性的论文中随机抽取 44 万篇论文作为子集三，剩下的 1 万篇论文作为子集四。最后，将子集一和子集三结合，并随机打乱顺序，作为分类模型的训练集；将子集二和子集四结合，并随机打乱顺序，作为分类模型的测试集。

因此，本书中的训练数据由 88 万篇生物医学论文组成，测试数据由 2 万篇生物医学论文组成。在两个数据集中，两类结果变量的论文数量之比均为 1 : 1，且训练集和测试集中不存在重复的观察实例。同时，本书将在模型训练阶段使用十折交叉检验法，将训练集等分为 10 份，然后进行迭代模型训练、模型评估和参数选择。最后还会使用测试集进行测试，进行模型选择。

---

① 需要说明的是，本书并没有使用全数据集来训练机器学习模型，有以下几个原因：(1) 由于全数据量较大（大约有 1000 万条），在模型训练和调优的过程中耗时太长，而笔者的计算资源和时间有限；(2) 本书随机抽取了 90 万条数据，根据以往的类似研究，这个数据大小在分类和回归实验中是可以接受的。

二　回归实验数据集

与分类任务不同，回归预测的结果变量类型为连续值。实验的论文数据发表于1985—2005年，相对于数据采集时间（2020年），论文已经发表15年或以上，其临床被引次数已经相对稳定（图5-2和图5-3）。因此，本书首先从原始的9 822 620篇生物医学论文中，随机抽取90万篇论文。然后，从这90万篇论文中随机抽取88万篇论文作为训练集，剩下的2万篇论文作为测试集。最后的训练集和测试集中也不存在重复实例。在回归预测实验中，模型训练、评估和参数选择仍然会用到十折交叉检验法和网格搜索。最后利用测试集进行测试，以选定预测模型。

第四节　特征构建

一　特征维度

本书将生物医学论文转化概率和转化强度预测问题，分别转化为二分类概率预测和连续值预测的问题。在此基础上，选取合适的训练集和测试集，利用机器学习算法，进行分类器和预测器的训练和测试。其整体过程如图5-5所示，主要包括三个步骤：（1）模型训练；（2）模型测试；和（3）分类概率或连续值预测。同时，从图5-5可知，特征构建是整个机器学习过程的最关键部分，其好坏将直接影响最终的预测结果。

本书从三个维度为中心论文（待预测的论文）构建特征，即中心论文维度（21维）、被引论文集维度（35维）和施引论文集维度（35维）。其中，中心论文、被引论文集和施引论文集之间的关系如图5-6所示。三者具体的定义和关系如下。

（一）中心论文

中心论文为本书关心的主要对象，其转化概率和转化强度的预测是本章的主要任务。

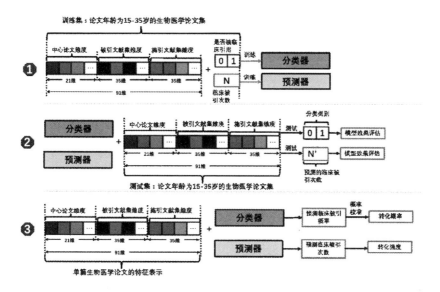

图 5-5　机器学习过程的整体示意图

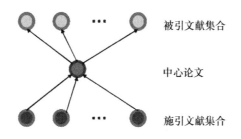

图 5-6　中心论文在发表 N 年后的引用关系网络示意图①

(二) 被引文献集合

　　针对单篇中心论文，作者在完成该论文的创作时，为了支持其论据、说明某些问题或提供出处线索等目的，会引用多篇参考文献。当该论文成功发表后，这些参考文献并成为中心论文的"被引文献集合"，与中心论文之间形成被引与施引的关系。被引文献集是中心论文研究的

────────────

① 注：箭头的方向由施引论文指向被引论文。

基础，中心论文是对被引文献集研究成果的继承和深化。在以往的研究中，被引文献集已经被广泛用来测量中心论文的新颖性（Uzzi et al.，2013）、跨学科多样性（Zhang et al.，2016）、颠覆性（Wu et al.，2019）等。同时，被引文献集的文献数量、平均学术年龄、研究内容和作者多样性等特征，也被证明可以作为中心论文被引次数预测的有效变量（Abrishami and Aliakbary，2019；Ruan et al.，2020）。

（三）施引文献集合

针对单篇中心论文，在它发表一段时间后，可能会被后来的 1 到多篇文献引用，这 1 到多篇论文就组成了该中心论文的施引文献集合。例如，中心论文就是被引文献集中文献的施引文献。中心论文与施引文献集之间形成被引与施引关系。中心论文是施引文献的研究基础，而施引文献是对中心论文的继承和发展。通过引用关系的发生，中心论文的研究成果可以通过施引论文在研究社区进行有效的传播和交流，其在研究社区的可见性也随之增加。同时，施引论文对中心论文的引用，在一定程度上可以认为是对中心论文研究成果的认同，可以体现中心论文的研究价值。此外，不同类型的施引文献的引用给中心论文所带来的效应是不同的。在以往的研究中，根据施引文献的特征，不同的引用往往被赋予不同的权重。例如，在论文未来影响力预测任务中，发表在领域权威期刊的施引论文会被赋予更大的权重。在引文网络中处于关键位置节点的施引论文，也会被在下游任务（如引文分析、合著者分析等）中被认为比其他位置节点的论文更加重要。此外，不同类型和研究内容（如临床论文和非临床论文、综述论文和非综述论文、特定领域论文和其他领域论文等）的施引论文，在具体的研究中也被区分对待。在本书中，施引文献分为临床类文献和非临床类文献，通过统计临床类文献对中心论文的引用情况，来分析中心论文的转化概率和转化强度。

二　具体特征

根据特征的本身特点，本书进一步将中心论文的特征分为引用相关特征、转化相关特征、主题内容特征和其他特征四种，具体特征的整体结构图如图 5 - 7 所示。

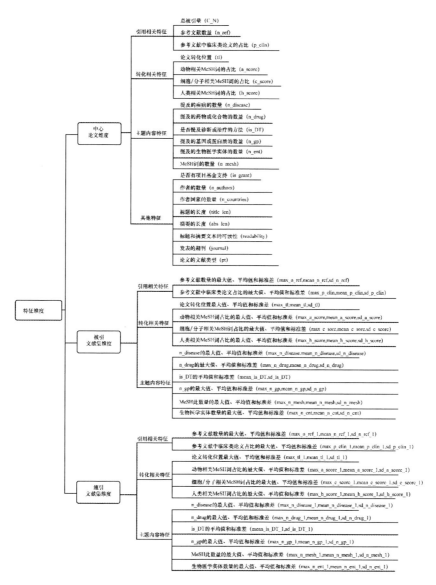

图5-7 每篇中心论文的特征构建示意图

针对每一篇中心论文, 本书为其构建了一个91维的特征空间, 具体包括:

（一）中心论文维度

在中心论文维度，本书为每篇中心论文构建了 21 个特征：引用相关特征（3 维）、转化相关特征（4 维）、主题内容特征（6 维）和其他特征（8 维）。具体的各个特征的定义和获取方法如下：

引用相关特征是中心论文与其他论文间通过引用关系形成的特征信息，包括总被引量、参考文献数量和参考文献中临床类论文的占比。其中，"总被引量"指中心论文发表 N 年后在生物医学知识图谱中的总被引次数。在这里，N 的取值大于等于 1，N 的取值越小，加入的引文信息则越少。本书的目标是在加入尽可能少的引文信息的情况下，对中心论文的临床被引情况进行合理预测，以期达到对高临床转化研究成果的早期信号预警。

参考文献数量指中心论文引用的参考文献数量。在本书中，通过 PMID 对参考文献进行统计，因此，不属于生物医学论文（不在知识图谱中）的参考文献不在统计范围内。

根据论文的文献类型，可以将其分为临床类论文（文献类型为临床试验或临床实践指南）和非临床类论文。其中临床类论文数量占中心论文参考文献总数量的百分比为"参考文献中的临床类论文占比"。参考文献中的临床类论文占比可以反映中心论文研究的内容，若该占比较高，说明中心论文的研究是建立在较多临床研究的基础之上的，其研究内容可能更加偏向于临床应用。

转化相关特征是与生物医学转化三角理论（Weber，2013）密切相关的特征。在转化三角理论中，生物医学论文标注的与动物相关、与人类相关和与细胞/分子相关的三种 MeSH 词决定了其在转化三角中的相对位置。因此，本书将三类 MeSH 词占中心论文 MeSH 的比例作为中心论文的转化相关特征。同时，在生物医学三角理论中，由基础科学指向临床应用的方向轴被称为生物医学"转化轴"，论文在转化轴上的相对位置为其转化位置。转化位置可以反映论文的研究成果与基础科学和临床应用的相对距离。本书将第五章计算得到的论文转化位置值作为该论文的转化位置（由于基于实体表示和基于文档表示的论文转化位置具有较高的相关性，本书仅使用基于实体表示的转化位置计算结果）。

　　主题内容特征指能代表中心论文研究成果的主题内容的特征，包括中心论文标题和摘要中提及的疾病实体占比[①]、提及的药物或化合物实体数量的占比、提及的基因或蛋白质实体数量的占比、提及的生物医学实体（包括疾病、药物或化合物、基因或蛋白质、物种、突变）的数量，以及是否提及诊断或治疗的方法。其中，各种生物医学实体的数量可以直接通过生物医学知识图谱进行统计获得，各个特征值属于连续值。"是否提及诊断或治疗方法"属于二分类变量，本书通过生物医学论文标注的 MeSH 词进行统计。具体地，如果中心论文被标注的 MeSH 词中包含有以"E"开头的树状分类号的 MeSH 词（除了"E07 设备和添加物"外），那么这篇论文有提及诊断或治疗方法，标为"1"，否则，这篇论文没有提及诊断或治疗方法，标为"0"。此外，MeSH 词也是中心论文主题内容特征的反映，本书将 MeSH 词的数量也作为预测变量之一，从而来研究论文研究主题的多少是否对论文的转化概率和转化强度有影响。

　　其他特征。对中心论文的未来临床引用情况的预测问题，实质上与论文的未来引用情况预测问题有很大的相似之处，前者属于后者的一种特殊情况。学术论文的未来引用情况预测问题，一直以来是图书情报、科学学和科技政策领域的重要研究问题，已经产生了较多具有影响力的研究成果。虽然学术论文的总被引次数与其临床被引次数的关系（本书将在第七章进行具体探讨）尚不明确，但是关于学术论文未来引用的研究成果，对本书研究具有较好的借鉴意义。因此，本书将之前研究中涉及的与学术论文未来引用相关的因素包括进来，统一称为中心论文的"其他特征"。

　　首先，科技投入对于产生高影响力学术成果具有明显的积极作用（Zhang et al., 2018），也有利于学术研究成果的转化应用，因此，本书将中心论文"是否有项目基金支持"作为预测特征之一。该特征的值可以从生物医学知识图谱中直接获取。

---

　　① 这里的"占比"指该种类的生物医学实体在这篇论文的全部生物医学实体（不重复）中的占比。

其次，学术合作在各个学科领域已经越来越普遍，根据（Cooke and Hilton，2015）的研究，在科学和工程领域中超过90%的学术论文都是由多人合作完成。通过合作，研究者可以实现资源共享和优势互补，从而获得更加创新的研究思路（Amjad et al.，2017）、产出更高质量的研究成果和吸引更多的资金支持（Larivière et al.，2015）。合作完成的学术论文往往可以获得更加广泛的关注、得到更多的引用量（Fortunato et al.，2018；Larivière et al.，2015）。还有研究指出国际合作对高被引作品的产出具有正向积极作用（Wagner et al.，2017）。基于此，本书在学术合作方面对中心论文构建了两个特征：（1）中心论文的作者数量。当作者数量大于1时，中心论文为合作作品。（2）作者国家的数量。当作者的国家数量大于1时，中心论文为国际合作论文。这两个特征的值，可以通过生物医学知识图谱直接获取。

文本可读性（Text readability）指文本被阅读和理解的难易程度，由文本中句子的长度、难词的个数、语法的复杂程度等决定。学术论文的文本可读性与研究成果的交流、传播和理解直接相关。在标题层面，Jacques 和 Sebire（2010）通过对50篇论文进行分析，发现论文标题的长度与其被引次数存在正相关关系，且在标题中使用首字母缩写和冒号的论文获得的引用次数更多。相反地，Rostami 等（2014）在分析了305篇行为科学相关的论文标题后，发现论文标题是否使用首字母与其引用次数没有显著关系。Paiva 等（2012）则发现论文标题的长度（词汇的个数）越短，获得的引用次数越多。同时，在摘要层面，摘要的长度（Didegah and Thelwall，2014）、文本可读性分数和句子复杂度（陈练文等，2018）等被证明与论文的被引次数存在积极或消极关系。基于此，本书将中心论文标题的长度、摘要的长度，以及标题和摘要合在一起的文本可读性分数列为三个预测变量。

在文本可读性相关特征的计算上，本书使用了文本可读性计算包"textstat"①。首先，将标题和摘要的文本作为输入，通过调用 textstat 的 lexicon_ count 函数，并设置去除标点符号，可以得到标题和摘要文本

---

① Textstat. https：//github. com/shivam5992/textstat.

的长度输出。其次，textstat 提供有 "Flesch Reading Ease" "Smog In-dex" "Flesch Kincaid Grade" 等 15 中文本可读性计算方法。本书采用最常用的 "Flesch Reading Ease" 可读性计算公式（Farr et al.，1951），该公式被美国国防部作为文档可读性评价的标准工具，其具体的细节如以下公式所示：

$$可读性分数 = 206.835 - 1.015 \times \left(\frac{总词汇数}{总句子数}\right) - 84.6 \times \left(\frac{总音节数}{总词汇数}\right)$$

$$（式 5 - 1）$$

根据上述公式计算得到的可读性分数最大的取值可以达到 121.22，即当每句话仅含有一个单词，且每个单词都是单音节词，但这种情况几乎不可能出现。可读性分数的值越大，说明文本材料越容易被阅读和理解，反之，则越难被阅读或理解。例如，美国时代杂志（*Time*）的文章可读性分数约为 52，而哈佛法律评论（*Harvard Law Review*）的可读性比其低，约为 30。具体的可读性分数与阅读难度的划分见表 5 - 4 所示：

表 5 - 4　　　　　　　　　　　文本可读性分数的含义解释

文本可读性分数	对应的教育水平	说明
0—10	专业水平	极其难以阅读
11—30	研究生水平	非常难以阅读
30—50	大学水平	难以阅读
50—60	高中水平	有点难以阅读
60—70	初中二、三年级水平	一般难度。13—15 周岁的学生就可以很容易地理解
70—80	初中一年级水平	有点容易阅读
80—90	小学六年级水平	容易阅读。一般的英语对话的难度
90—100	小学五年级水平	非常容易阅读。平均 11 周岁的学生可以很容易地理解

此外，期刊是论文最常见的载体之一。发表在高影响因子期刊上的论文，往往被认为更容易获得高的被引次数。一方面，高影响因子期刊由于投稿量更大、审稿更严，可以筛选出更多高质量的研究成果，并得到学者更多的关注和认可，从而增加论文引用量。同时，由于"马太

效应"的存在，这种情况会越来越明显。另一方面，领域顶级期刊或权威综合性期刊（如 *Science* 和 *Nature*）等，具有明显的"风向标"效应，其受众广泛，学术和社会影响力都非常惊人。刊登在这些期刊上的文章往往被认为是具有极高学术价值或转化应用价值，对专业领域或人类社会具有重要影响。基于此，本书将论文是否发表在顶尖期刊作为预测变量之一。具体地，本书人工选取了生物医学领域的 8 本顶尖期刊（分别是 *Nature*、*Science*、*Cell*、*Lancet*、*Journal of American Medical Association*、*The BMJ*、*New England Journal of Medicine* 和 *Nature Medicine*），如果论文发表在这 8 本期刊上，则该特征取值为"1"，否则，该特征取值为"0"。

最后，本书还将论文的文献类型是否为"article"类型作为中心论文特征之一。如果中心论文的文献类型为"article"，该特征的取值为"1"，否则该特征的取值为"0"。

（二）被引文献集维度

在被引文献集维度，本书为每篇中心论文构建了 35 个特征，包括引用相关特征（6 维）、转化相关特征（12 维）和主题内容特征（17 维）。

在被引文献集维度，各个特征基于中心论文的全部参考文献进行计算。

在引用相关特征方面，具体特征包括：（1）中心论文的全部参考文献的参考文献数量的统计值，即最大值、平均值和标准差；（2）中心论文的全部参考文献的参考文献中临床类论文占比的统计值。

在转化相关特征方面，具体的特征包括：（1）中心论文的全部参考文献的转化位置的统计值；（2）中心论文的全部参考文献的三类（与动物相关、与人类相关和与细胞/分子相关）MeSH 词占比的统计值。

在主题内容特征方面，具体的特征包括：（1）中心论文的全部参考文献提及的不同疾病实体数量占比的统计值；（2）中心论文的全部参考文献提及的不同药物或化合物实体数量占比的统计值；（3）中心论文的全部参考文献提及的不同基因或蛋白质实体数量占比的统计值；

（4）中心论文的全部参考文献是否提及诊断或治疗方法（二分类变量）的平均值和标准差；（5）中心论文的全部参考文献被标引的 MeSH 词数量的统计值；以及（6）中心论文的全部参考文献提及的不同生物医学实体的数量的统计值。

（三）施引文献集维度

与被引文献集维度类似，中心论文在施引文献集维度的特征也有 35 个：引用相关特征（6 维）、转化相关特征（12 维）和主题内容特征（17 维）。

在施引文献集维度，各个特征基于中心论文在发表 N（$N \geq 0$ 且 N 为非负整数）年后的全部施引文献进行计算。为了叙述简便，在下面的叙述中不特别强调 N 的取值。

在引用相关特征方面，具体的特征包括：（1）中心论文的全部施引文献的参考文献数量的统计值；（2）中心论文的全部施引文献的参考文献中临床类论文占比的统计值。

在转化相关特征方面，具体的特征包括：（1）中心论文的全部施引文献的转化位置的统计值；（2）中心论文的全部施引文献的三类（与动物相关、与人类相关和与细胞/分子相关）MeSH 词占比的统计值。

在主题内容方面，具体的特征包括：（1）中心论文的全部施引文献提及的不同疾病实体数量占比的统计值；（2）中心论文的全部施引文献提及的不同药物或化合物实体数量占比的统计值；（3）中心论文的全部施引文献提及的不同基因或蛋白质实体数量占比的统计值；（4）中心论文的全部施引文献是否提及诊断或治疗方法（二分类变量）的平均值和标准差；（5）中心论文的全部施引文献被标引的 MeSH 数量的统计值；以及（6）中心论文的全部施引文献提及的不同生物医学实体的数量的统计值。

三　特征归一化

为了减小由于不同特征的量纲不同而引起的分析误差、加快模型的收敛速度以及提升模型效果（尤其是线性模型），在机器学习中，一般需要对特征进行归一化（或标准化）处理。针对不同种类的特征，归一化的常用方法有最小值—最大值归一化、z-score 归一化、最大绝对值归一化、鲁棒归一化等。

针对连续型特征变量（例如，中心论文的总被引量、参考文献数量），本书使用了 z-score 归一化方法（见公式 6 – 2）：

$$x' = \frac{x - \mu}{\sigma} \qquad\qquad （式 5 – 2）$$

其中，μ 为该特征取值的平均数，σ 为该特征取值的标准差。归一化后的特征取值的平均数为 0，方差为 1。

针对分类型特征变量（例如，是否提及诊断或治疗方法、是否有项目基金支持、是否发表在顶尖期刊），本书采用"OneHotEncoder"[①]方法对其进行编码。

第五节　机器学习模型

本节将对本书使用的机器学习分类和回归模型进行简单介绍。

一　分类模型

分类是机器学习的基本任务之一，以往研究已经提出了多种效果优异的机器学习分类模型，并已在学术界和工业界得到了成功的应用。本书主要尝试和对比了 6 种常见且表现优异的机器学习分类模型，具体包括：（1）逻辑回归分类模型；（2）K 近邻分类模型；（3）支持向量机分类模型；（4）XGBoost 分类模型；（5）随机森林分类模型；（6）多层感知机分类模型。本书已经在第二章对各个机器学习分类模型的理论基础和基本内容进行了较为详细的介绍，在此不再赘述。各个模型的具体参数设置如表 5 – 5 所示。其中，本书使用了十折交叉检验和网格搜索（Grid Search）对模型的参数进行了选择。

二　回归模型

回归任务和分类任务最大区别在于输出变量（结果变量）的类型

---

① OneHotEncoder. https：//scikit-learn. org/stable/modu les/generated/sklearn. preprocessing. OneHotEncoder. html.

不同：回归任务的输出变量是定量的、连续的和有序的，而分类任务的输出变量是定性的、离散的和无序的。在机器学习算法实现层面，两者的主要区别在于损失函数的不同（即模型收敛的标准不一样），这是由算法输出值的类型决定的。回归任务输出为连续值，其损失函数一般平方损失和绝对值损失等；而分类问题的损失函数一般包括负对数似然损失、交叉熵损失以及指数损失等。此外，分类任务和回归任务模型的评价方法和指标也不一样，这将在下一节进行具体介绍。

　　基于此，本书选择了6中常见的高效机器学习回归模型进行对比分析，依次包括（1）线性回归模型；（2）支持向量机回归模型；（3）随机森林回归模型；（4）K近邻回归模型；（5）XGBoost回归；和（6）多层感知机回归模型。各个回归模型的参数选择和设置见表5-6所示。本书也使用了十折交叉检验法和网格搜索来对回归模型进行训练和调参。

三　模型的评价方法与指标

　　本书使用了多个评价方法和指标对分类模型和连续值预测模型的效果进行评估，具体如下所述。

　　（一）分类模型的评价

　　本书使用精确率和召回率、准确率、F1分数、ROC曲线和PR曲线等方法对机器学习分类模型进行评价，各个评价方法的具体定义和数值意义如下。

　　1. 精确率（Precision）和召回率（Recall）

　　本书的分类问题属于二分类问题，将分类模型的结果进行统计，可以形成以下的矩阵，见表5-6。这个矩阵在机器学习领域被称为"混淆矩阵（Confusion matrix）"或误差矩阵。其中，矩阵的横向表示数据样本的真实类别，纵向则表示模型对数据样本的预测类别。当数据样本的真实类别为阳性，预测类别也为阳性时，预测结果为"真阳性"。当数据样本的真实类别为阴性，预测类别也为阴性时，预测结果为"真阴性"。"真阳性"和"真阴性"表明模型的预测结果是正确的。而当数据样本的真实类别和模型预测的类别不一致时，就会出现"假阳性"

表5-5 6种机器学习分类模型的具体参数设置①

分类模型名称	参数	参数描述	默认值	搜索范围	设定值
逻辑回归	class_weight	表示分类类别的权重	None	/	"balanced"
	C	正则化惩罚系数	1.0	(0.001,1000)	0.01
	penalty	正则化方法	l2	{"l1","l2"}	l2
	n_jobs	并行数	None	/	-1
	max_iter	最大迭代次数	100	/	1000
K近邻	n_neighbors	邻居节点的个数	5	(1,50)	3
	weights	用于预测的权重函数	"uniform"	{"uniform","distance"}	"distance"
	leaf_size	传递给BallTree或KDTree的叶子大小	30	(5,50)	39
	n_jobs	并行数	None	/	-1
支持向量机	C	正则化参数	1.0	(1,30)	22
	kernel	核类型	"rbf"	{"linear","poly","rbf"}	"rbf"
	gamma	核系数	scale	(0,1)	0.714
XGBoost	n_estimators	生成树的最大数目,也是算法的最大迭代次数	100	(50,2000)	350
	max_depth	树的最大深度	6	(1,100)	11
	n_jobs	并行数	None	/	-1
随机森林	n_estimators	生成树的最大数目,也是算法的最大迭代次数	100	(10,2000)	400
	max_depth	树的最大深度	None	(10,100)	67
	n_jobs	并行数	None	/	-1
多层感知机	hidden_layer_size	隐藏层层数和每层的节点数	(100,)	/	(1024,512,128,)
	activation	激活函数	"relu"	{"tanh","relu"}	"relu"
	solver	损失函数优化方法	"adam"	{"lbfgs","sgd","adam"}	"adam"

① 没有在该表格中列出的参数，均使用 scikit-learn 或 xgboost 库中的默认值。

表5-6　6种机器学习回归模型的具体参数设置

回归模型名称	参数	参数描述	默认值	搜索范围	设定值
线性回归	fit_intercept	是否计算截距	True	{True,False}	True
	n_jobs	并行数	None	/	-1
	normalize	是否对变量进行归一化	False	{True,False}	True
	copy_X	是否对训练数据进行复制	True	{True,False}	True
支持向量机	C	正则化参数	1.0	(1,30)	29
	kernel	核类型	'rbf'	{"linear", "poly", "rbf", "sigmoid", "precomputed"}	"linear"
随机森林	n_estimator	生成树的最大数目,也是算法的最大迭代次数	100	(10,2000)	98
	max_depth	树的最大深度	None	(10,100)	18
	max_features	特征子集的个数	'auto'	{"auto","sqrt","log2"}	"sqrt"
	min_samples_split	拆分内部节点所需的最小样本数	2	(1,30)	17
	min_samples_leaf	确定叶子节点所需的最小样本数	1	(1,30)	9
	n_jobs	并行数	None	/	-1
K近邻	n_neighbors	邻居节点的个数	5	(1,50)	3
	weights	用于预测的权重函数	"uniform"	{"uniform", "distance"}	"distance"
	leaf_size	传递给BallTree或KDTree的叶子大小	30	(5,50)	27
	n_jobs	并行数	None	/	-1
XGBoost	n_estimators	生成树的最大数目,也是算法的最大迭代次数	100	(50,2000)	550
	max_depth	树的最大深度	6	(1,100)	12
	n_jobs	并行数	None	/	-1
多层感知机	hidden_layer_size	隐藏层层数和每层层节点数	(100,)	/	(110, 70,)
	activation	激活函数	"relu"	{"logistic", "tanh", "relu"}	"relu"
	solver	损失函数优化方法	"adam"	{"lbfgs", "sgd", "adam"}	"adam"

和"假阴性"情况，说明模型出现了预测错误。混淆矩阵可以直观地反映二分类模型的分类效果，也为后续的分类模型评价指标的计算提供了方便。

表 5 - 7 混淆矩阵

预测类别 \ 真实类别	阳性	阴性
阳性	真阳性	假阳性
阴性	假阳性	真阴性

精确率的定义式预测为阳性的数据样本中，真实类别也为阳性的比例。基于混淆矩阵，其计算公式可以表示如下：

$$精确率 = \frac{真阳性的数量}{真阳性的数量 + 假阳性的数量} \quad （式 5-3）$$

召回率指分类器能正确预测出多少真实类别为阳性的数据样本，其计算公式如公式 5 - 4 所示：

$$召回率 = \frac{真阳性的数量}{真阳性的数量 + 假阴性的数量} \quad （式 5-4）$$

精确率越高，召回率越高，说明分类器的效果越好。然而，精确率和准确率其实是矛盾的存在，精确率高时，召回率往往会下降；反之亦然。

2. 准确率（Accuracy）

准确率指分类器分类正确的数据样本占总样本的比例。与精确率相比，准确率不仅关心阳性样本是否被正确分类，也关心阴性样本的分类正确性。同时，准确率还可以用于多分类，而精确率只能用于二分类。其实，与准确率相对的还有错误率（Error rate），但因为两者之和为 1，一般不需要再讨论错误率。基于混淆矩阵，准确率的计算公式如下：

$$准确率 = \frac{真阳性的数量 + 真阴性的数量}{总样本的数量} \quad （式 5-5）$$

准确率越高，说明分类模型的分类结果越准确，效果越好。

3. F1 分数（F1 score）

在对分类模型进行评价的时候，往往需要同时考虑精确率和召回率。然而，前文已经提到过，这两个指标是相互矛盾的。因此，一个好的模型需要在这两者之间找到平衡。F 分数同时考虑模型的精确率和召回率，是一个非常常见的模型评价指标。在数值上，F 分数是精确率和召回率的调和平均数，计算公式如下：

$$F1 \text{ 分数} = \frac{2 \times 精确率 \times 召回率}{精确率 + 召回率} \qquad (式 5-6)$$

通过调和平均数的性质可知，F1 分数的取值范围在 0 到 1 之间，其值一般更接近于精确率和召回率中较小的一个，且当精确率和召回率的取值最接近时，F1 分数的值最大，说明模型的效果越好。此外，如果根据实际需求，分类模型要特别强调精确率或召回率中的一个时，可以对两者的计算权重进行调整，使用更加一般的 F 分数，其计算方式如公式 5-7 所示：

$$F_{\alpha} = (1 + \alpha^2) \times \frac{精确率 \times 召回率}{\alpha^2 \times 精确率 + 召回率} \qquad (式 5-7)$$

例如，当强调召回率的时候，可以将 α 取为 2；而当要强调精确率的时候，则可以将 α 取为 0.5。

4. ROC 曲线（Receiver operating characteristic curve）

ROC 曲线，也称为接受者操作特征曲线，最早用于战场上的信号侦测。后来被广泛用于生物医学、心理学、军事科学等领域，而且，近年来在数据挖掘和机器学习领域进一步得到了发展。

在分类模型中，通常有设置一个分类阈值，当预测值大于阈值时，数据样本被分为阳性，反之则被分为阴性。通过不断改变分类阈值，可以相应地得到不同阈值情况下分类模型的假阳性率和真阳性率对。当以假阳性率为横坐标，以真阳性率为纵坐标，将得到的假阳性率和真阳性率对描绘在直角坐标中，并连接而成的曲线即为 ROC 曲线。

ROC 曲线往往在曲线 $y = x$ 的上方，且曲线越靠近左上角（即真阳性率越高、假阳性越小），说明分类器的性能越好。同时，如果曲线越光滑，说明分类器过拟合的可能性较小。

此外，ROC 曲线下面图形的面积，即 AUC（Area Under curve），通常小于 1 但大于 0.5。其物理意义是：如果我们随机抽取两个数据样本，一个样本的真实类别为阳性，另外一个的真实类别为阴性；那么，当我们使用分类器来进行分类时，判断阳性样本的值比判断阴性样本的值高的概率就等于 AUC 的值。因此，AUC 的值越大，说明分类器的性能越好。

5. PR 曲线（Precision-recall curve）

PR 曲线与 ROC 曲线非常类似，不同的是，PR 曲线的横坐标为分类模型的召回率，纵坐标为精确率。当分类器的精确率越高、召回率越高的时，即 PR 曲线越靠近右上角的时，说明分类器的效果越好。同理，PR 曲线下的面积越大，也说明分类器的性能越好。

（二）回归预测模型的评价

本书使用均方误差、平均绝对误差和 R 方三个指标对回归预测模型的性能进行评价。

1. 均方误差（Mean Squared Error，MSE）

均方误差指机器学习模型的预测值与真实值之间偏差的平方和与总样本量之间的比值。假设测试数据集的总样本量为 N，针对其中的一个样本 i，其真实值为 y_i，预测的值为 f_i，均方误差的计算公式为：

$$MSE = \frac{1}{N} \times \sum_{i=1}^{N} (f_i - y_i)^2 \qquad （式 5-8）$$

MSE 也是线性回归中使用最多的损失函数，同时，MSE 也能反映预测值与真实值之间的差异程度。预测值与真实之间的差异越小，MSE 的值越小，说明连续值预测器的性能越好。

2. 平均绝对误差（Mean Absolute Error，MAE）

平均绝对误差是机器学习模型的预测值与真实值之间的误差绝对值的平均数。与 MSE 相比，MAE 的数量级与原始数据一致，可以更好地来反映数据预测误差的实际情况。MAE 的计算方式见公式（5-9）：

$$MAE = \frac{1}{N} \times \sum_{i=1}^{N} |f_i - y_i| \qquad （式 5-9）$$

预测值与真实值之间的差异越小，MAE 的值越小，说明连续值预测器的性能越好。

3. R 方（R-squared）

R 方是用 1 减去预测模型的误差平方和与基准模型的误差平方和的比值得到的值。其中，预测模型中的误差是预测值与真实值间的误差，而基准模型的误差指样本均值与真实值之间的误差。R 方的计算公式如下：

$$R^2 = 1 - \frac{\sum_{i=1}^{N}(f_i - y_i)^2}{\sum_{i=1}^{N}(y_{mean} - y_i)^2} \qquad (式 5-10)$$

R 方的取值范围一般在 0 到 1。R 方越大，说明公式（式 5-10）中得到被减数的分子越小，预测模型的错误率越小；理想状态下，当预测模型完成正确时，R 方的值最大为 1。当 R 方的值等于 0 时，说明预测模型的效果与基准模型（即预测值等于样本平均值）相同，没有任何提升。在极少数情况下，R 方的取值可能小于 0，表明预测模型的效果比基准模型还差。

第六节 实验及结果

在实验阶段，本书遵循图 5-5 所示的机器学习训练、测试和预测的过程，分别进行分类和回归预测实验。模型的具体实现主要使用了 Python 的机器学习包 "scikit-learn"[1]（版本 0.23），其几乎包括了全部主流的机器学习算法，且与 Numpy、Matplotlib 和 SciPy 等数据分析和可视化计算库联系紧密，可以高效实现机器学习应用。此外，本书还使用了 xgboost 库[2]训练 XGBoost 模型，其中 xgboost 库也提供了 scikit-learn 风格的 python 接口。

在模型的训练过程中，为了提高模型的性能和保证模型的泛化能力，本书使用了十折交叉检验法（10-fold cross validation）[3]，十次结果

---

[1] Scikit-learn. https：//scikit-learn. org/stable/.

[2] XGBoost. https：//xgboost. ai/about.

[3] 十折交叉检验法（10-fold cross-validation）：将数据集划分为 10 份，轮流地将其中 9 份作为训练数据集进行模型训练，剩下的 1 份作为测试数据集来对模型性能进行评估。该方法常被用于样本量不足、模型容易过拟合的情况。

的评价指标的平均值作为对模型性能对的估计。同时，为了优化参数，在训练过程中本书还使用了网格搜索（Grid Search）①，具体参数的搜索范围和结果见表5-5和表5-6中的"搜索范围"和"设定值"列。

一　分类实验结果

（一）分类模型性能评价

分类实验的结果如表5-8所示。首先，与Hutchins等（2019）训练的分类器相比，本书的方法整体上有较为明显的提升。尤其在F1分数和AUC（ROC）两个指标上，本书训练的6种模型均有较大提升（除了逻辑回归的AUC值低于0.80外）。其中，本书得到的随机森林分类器的F1分数和AUC-ROC相对于Hutchins等的随机森林分类器的效果分别提升了49.18%和13.93%。这说明本书针对待预测论文提出的91维特征组合能够更好地预测论文是否会被临床类论文引用。

表5-8　　　　　　　　二分类模型在测试集上的评价结果表

	模型	特征数	准确率	精确率	召回率	F1分数	AUC-ROC
（Hutchins et al., 2019）的方法	随机森林	22	0.84	未提供	未提供	0.56	0.80
本书的方法	逻辑回归	91	0.8036	0.5752	0.8461	0.6848	0.7154
	K近邻	91	0.8102	0.6303	0.5980	0.6138	0.7235
	支持向量机	91	0.8468	0.7715	0.6141	0.6839	0.7401
	多层感知机	91	0.8412	0.6661	0.7424	0.7022	0.9052
	XGBoost	91	0.8402	0.7079	0.6239	0.6633	0.8952
	随机森林	91	0.8559	0.8090	0.8635	0.8354	0.9114

---

① 网格搜索（Grid Search）：在一定的参数范围内，对参数进行穷举，并在不同的参数组合下对模型进行循环训练和性能评估，最后返回最优参数的取值。

对比本书使用的六种分类模型的结果，可以发现，随机森林和多层感知机分类器的性能比其他4种分类器的性能好。其中，随机森林在五个评价指标上均取得了最好的效果（F1分数=0.8354，AUC-ROC=0.9114）。多层感知机模型在精确率上略低于支持向量机模型和XGBoost模型，其余四个指标均排第二高（F1分数=0.7022，AUC-ROC=0.9052）。在准确率上，各个模型从高到低依次是：随机森林 > 支持向量机 > 多层感知机 > XGBoost > K近邻 > 逻辑回归。在F1分数上，则是随机森林 > 多层感知机 > 逻辑回归 > 支持向量机 > XGBoost > K近邻。在AUC-ROC上，各个模型从高到低依次是：随机森林 > 多层感知机 > XGBoost > 支持向量机 > K近邻 > 逻辑回归。

图5-8分别为分类模型的ROC曲线和PR曲线。从左图中可以观察到，随机森林分类模型的ROC曲线最靠近坐标系的左上角，曲线下的面积（AUC-ROC）最大，其次是多层感知机模型和XGBoost模型，而逻辑回归模型的曲线最低。这与表5-8种的结果一致，因此，从ROC曲线上来看，随机森林分类器的性能最优，多层感知机模型次之，逻辑回归分类器的性能最差。此外，我们还可以看到，随机森林、多层感知机和XGBoost模型的ROC曲线走势很平滑，说明模型过拟合的可能性较小。右图展示了各个分类模型的Precision-recall曲线情况，可以看到，随机森林模型的PR曲线最靠近坐标系的右上角，曲线下方与坐标轴之间的几何图形面积最大。因此，从PR曲线上来看，随机森林分类器的性能也是最优的。排在第二位的多层感知机模型，但是与随机森林的差距比较明显。

基于以上分析，在后续章节中，本书将选取随机森林分类模型来对生物医学论文的临床引用情况进行分类，并基于该分类器来进行分类特征的重要性分析和生物医学论文的转化概率计算。

此外，上述分类实验中仅使用了中心论文发表2年后的引用信息（主要包括引用相关特征和施引论文集维度特征）。当使用中心论文从发表到数据收集时（2020年）的引用信息时，随机森林分类模型的F分数会有小幅度的增长（从0.8354增长到0.8417）。当仅用中心论文发表1年后的引用信息时，随机森林分类模型的F1分数下降明显（从

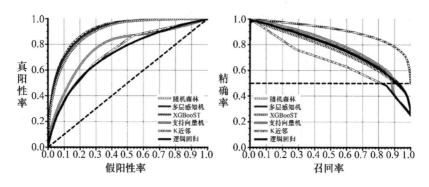

图 5 – 8　分类模型的 ROC 曲线和 PR 曲线

0.8354 减少到 0.6102）。因为本书的目标是对具有临床转化价值的生物医学论文进行早期识别，所以后续的生物医学论文的转化概率计算仅使用论文发表 2 年后的引用信息。其中，当论文发表不足 2 年时，使用论文的全部（截至数据收集时）引用信息。

（二）分类特征重要性分析

本书采用"留一特征法"（Leave One Feature Out）[①] 来分析各个特征的重要性。"留一特征法"是指每次移除一个特定的特征，然后使用剩下的特征来训练和测试模型性能，并与基准模型（保留全部特征的模型）的性能相比较，性能的改变大小即可反映特征的重要性。除了"留一特征法"外，比较常用的特征重要性分析方法还有"排列重要性法"（Permutation Importance），即针对一个训练好的机器学习模型和评价指标，如果我们将模型中某个特征的值进行随机化打乱和重新排序（Random Shuffle），然后使用这个打乱的数据作为模型的输入来进行预测并进行模型评价，那么评价指标改变的大小就可以用来衡量这个特征对该机器学习模型的重要性。但是，由于排列重要性法对特征的处理是进行随机化，因此，对于分类型特征不太适用。

为了深入地探讨分类特征对于随机森林分类模型的重要性，本书以训练数据为基础，分别从整体训练数据、C 类论文、CA 类论文和 H 类

---

① Leave One Feature Out. https：//github. com/isxinli/lofo-importance.

论文（后面三类论文集合来自训练数据，具体的统计信息见表 5 – 9），来对各个特征的重要性进行评分。此外，在使用"留一特征法"的同时，每一轮的模型训练都使用了十折交叉检验，并选取 AUC-ROC 对模型性能进行评价，最后取十次的平均值作为模型性能的评估值。某个特征的重要性就是去除该特征的模型 AUC-ROC 值相对于基准模型改变的大小。

表 5 – 9　　　　　分类实验的训练数据集中各类论文数目统计

	整体训练数据	C 类论文	CA 类论文	H 类论文
数目	880000	33381	114795	444714
占比	100%	3.79%	13.04%	50.54%

结果表明，针对整体训练数据：（1）中心论文全部参考文献的转化位置的最大值（max_ tl）的重要性（0.1185）排第一；中心论文发表 2 年后的被引总次数（C_ 2）排第二（0.0784）；中心论文的全部参考文献提及不同药物或化合物实体数量的平均值（mean_ n_ drug）排第三（0.0600）。（2）91 个特征中有 60 个特征的重要性取值大于 0，而剩下的 31 个特征的重要性均为 0。（3）参考文献维度特征对模型最重要，该维度有 27 个特征的重要性大于 0，9 个排在前 10 位；中心论文维度特征的重要性次之，该维度有 18 个特征的重要性大于 0，1 个排在前 10 位，11 个排在前 30 位；施引文献维度特征的重要性最低，该维度 15 个特征的重要性大于 0，重要性排名最高的特征为 mean_ is_ DT_ 1，排在第 36 位。（4）转化相关特征（如 max_ tl，max_ h_ score 和 mean_ h_ score）和引用相关特征（如 C_ 2，max_ n_ ref）的重要性较高，主题内容相关特征（如 mean_ n_ drug，mean_ n_ mesh 和 mean_ n_ disease）的重要性次之，其他特征（如 abs_ len，is_ grant）的重要性较低。而且，在主题内容特征中，生物医学实体相关的特征整体上比 MeSH 词相关的特征重要性更高。

表 5 – 10 展示了在四个不同的数据集中分类特征的重要性排名（前 20）情况。观察和对比四列数据可以发现：（1）除了 C 类论文中

排名17位的特征max_ tl_ 1是施引文献维度的特征，其他排名前20的特征均来自参考文献维度和中心论文维度。（2）不同类别的论文数据集的重要分类特征具有较大的差别。对于偏向基础医学研究的C类和CA类论文，转化相关特征（如max_ tl、max_ h_ score）的重要性排名比较靠前；而对于偏向临床应用的H类论文，引用相关特征（C_ 2）排名最高，其次是主题内容特征（如mean_ n_ mesh、mean_ n_ drug）。

表5-10　　　　　　分类特征的重要性排序（前20个）

编号	整体训练数据	C类论文	CA类论文	H类论文
1	max_ tl	max_ tl	max_ tl	C_ 2
2	C_ 2	max_ h_ score	max_ h_ score	mean_ n_ mesh
3	mean_ n_ drug	mean_ h_ score	mean_ n_ disease	mean_ n_ drug
4	max_ h_ score	max_ n_ mesh	tl	sd_ tl
5	mean_ h_ score	sd_ tl	sd_ tl	max_ n_ mesh
6	mean_ n_ mesh	mean_ n_ mesh	mean_ a_ score	mean_ n_ ref
7	mean_ n_ disease	mean_ n_ disease	sd_ h_ score	max_ n_ ref
8	max_ n_ mesh	mean_ tl	max_ a_ score	max_ tl
9	sd_ h_ score	sd_ h_ score	mean_ tl	mean_ is_ DT
10	sd_ tl	mean_ a_ score	mean_ n_ drug	sd_ h_ score
11	mean_ is_ DT	tl	C_ 2	mean_ h_ score
12	max_ a_ score	max_ a_ score	mean_ h_ score	sd_ n_ disease
13	sd_ n_ disease	sd_ a_ score	mean_ n_ mesh	abs_ len
14	max_ n_ ref	sd_ n_ mesh	sd_ n_ disease	tl
15	tl	abs_ len	max_ tl	n_ mesh
16	mean_ a_ score	C_ 2	sd_ n_ drug	n_ ent
17	abs_ len	max_ tl_ 1	mean_ is_ DT	title_ len
18	sd_ is_ DT	title_ len	max_ n_ mesh	n_ authors
19	n_ mesh	n_ mesh	n_ authors	mean_ n_ disease
20	mean_ n_ ref	is_ DT	abs_ len	sd_ is_ DT

（三）分类概率校准

本书将一篇生物医学论文的转化概率定义为该篇论文被临床类论文引用的概率（即分类概率）。在机器学习分类模型中，分类概率表示了模型预测的自信度。根据相关研究，随机森林输出的"分类概率"并不能很好地估计真实的分类概率。由于随机森林是基于多个不同的决策树投票决定样本的类别，使得多个样本间的输出概率无法进行线性比较。要得到较为准确的分类概率，还需要进一步地对分类器进行分类概率校准（Probability Calibration）。

概率校准的方法一般有基于等渗回归（Isotonic Regression）的非参数方法和基于普拉特缩放（Platt Scaling）的参数化方法。本书对两种方法的校准效果进行了对比。具体地，在分类训练和测试数据集基础上，采用 sklearn 中的 Calibrated Classifier CV 模块，使用十折交叉检验，在训练计算估计分类模型的参数，然后在测试上进行校准。校准模型的效果可以通过布莱尔分数（Brier Score）和校准曲线（Calibration Curve）进行评价。布莱尔分数是对预测概率校准效果的量度，也被称为"成本函数"，其计算公式可以表示如下：

$$BS = \frac{1}{N} \sum_{i=1}^{N} (f_i - p_i)^2 \qquad (式 5-11)$$

其中，f_i 是预测概率；p_i 是事件 i 发生的实际概率（当事件 i 不发生时，$p_i = 0$）；N 为被预测事件的数目。从公式可知，布莱尔分数的取值越小时，预测概率与实际概率之间的差距越小，说明预测校准的效果越好。

在校准曲线图中，横坐标是事件被预测的概率的可能取值，其取值范围为 0 到 1，表明事件发生的可能性是 0 到 100%；而纵坐标则是事件发生的实际概率。理想情况下，当事件的预测概率与实际概率相等时，校准曲线为 $y = x$（参考线）。不同的预测模型可以得到不同的拟合曲线，可以通过观察这些校准曲线偏离参考线的程度，来判断校准模型的好坏：偏离程度越低，校准效果越好；反之，校准效果则越差。

随机森林分类模型的概率校准评价结果分别如表 5-11 和图 5-9 所示。

表 5 - 11　　　　　　　随机森林分类模型的概率校准效果评价表

模型	布莱尔分数	准确率	精确率	召回率	F1 分数	AUC-ROC
随机森林	0.0746	0.8559	0.8090	0.8635	0.8354	0.9114
随机森林 + 等渗回归	0.0729	0.8577	0.8217	0.8627	0.8417	0.9205
随机森林 + 普拉特缩放	0.0738	0.8568	0.8229	0.8612	0.8416	0.9204

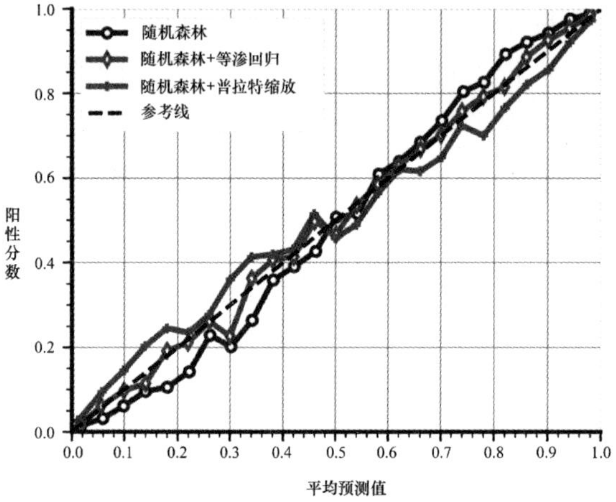

图 5 - 9　随机森林分类模型的校准曲线

从表 5 - 11 中可以看到，基于等渗回归的随机森林校准模型的校准效果最好（布莱尔分数为 0.072 9）。同时，等渗回归校准后的模型在准确率（0.857 7）、精确率（0.821 7）、F1 分数（0.841 7）和 AUC-ROC（0.920 5）上，相对于原始的随机森林模型均有提升。基于普拉特缩放校准的模型在这些指标上，相对于原始模型也有提升，但除了精确率（0.822 9）外，其他指标都低于等渗回归校准的模型。观察图 5 - 9，也可以发现等渗回归校准后的模型的校准曲线与参考线之间的偏差最小。因此，本书最终使用等渗回归校准后的随机森林分类模型来预测生物医学论文的转化概率。

二　回归实验结果

（一）回归模型性能评价

首先，由于使用 scikit-learn 默认参数的多层感知机回归模型，比基于网格搜索调优的其他 5 种回归模型的性能更好。因此，本书进一步对多层感知机进行了调参，以获得最优的回归模型。

具体地，本书对多层感知机的层数和隐藏层节点数按照以下步骤进行了调参：首先，针对单个隐藏层，设置初始节点数为 10 个，进行模型训练和评估（使用均方误差）。在此基础上，不断增加隐藏层节点（每次增加 10 个，直至 150 个），并使用十折交叉检验进行模型训练和评估，确定最优的节点数目（使得模型均方误差最小）。然后，不断增加隐藏层的层数，并按照以上步骤依次增加最后一个隐藏层的节点数目。最后，根据对不同隐藏层数和节点数模型的评估结果，选择最优的多层感知机模型（均方误差整体最小）。调参的结果如图 6－10 所示。

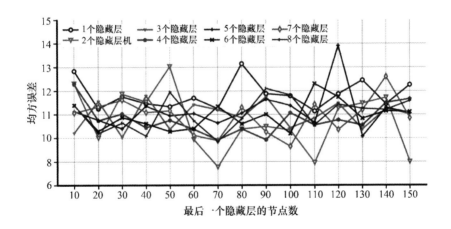

图 5－10　具有不同层数和隐藏层节点数的多层感知机模型均方误差①

从图 5－10 可以发现，只有一个隐藏层的多层感知机模型（带圆

---

① 基于十折交叉检验。均方误差的值越小，表明模型的性能越好。

圈的线条）比具有多个隐藏层的模型性能要差。同时，具有两个隐藏层的多层感知机模型和具有两个以上隐藏层的模型性能差别不大。具有两个隐藏层，且两个隐藏层节点数依次为 110 和 70 的多层感知机模型的性能最优（均方误差为 8.782 3）。因此，本书最后选择了具有两个隐藏层的多层感知机回归模型，模型共 4 层，每一层的节点数分别为 91、110、70 和 1。多层感知机模型的其他参数情况见表 5–6。

各个回归模型具体的性能评价结果如表 5–12 所示。对比 6 种回归模型，多层感知机回归模型在均方误差、平均绝对误差和 R 方三个评价指标上均取得了最好的效果，分别为 8.782 3、0.691 7 和 0.638 9。其次是随机森林回归模型和 XGBoost 回归模型，分别取得了 0.597 2 和 0.437 3 的 R 方。因此，本书后续使用多层感知机回归模型进行生物医学论文的转化强度预测。

表 5–12　　　　　　　　6 种回归模型的性能评价结果表

模型	特征数量	均方误差（MSE）	平均绝对误差（MAE）	R 方
线性回归	91	16.8731	1.6108	0.2657
支持向量机	91	14.2238	1.2799	0.4162
随机森林	91	9.2557	0.8801	0.5972
K 近邻	91	13.8212	0.9699	0.3985
XGBoost	91	14.1333	1.0319	0.4373
多层感知机	91	8.7823	0.6917	0.6389

（二）预测特征重要性分析

本书使用"留一特征法"（Leave One Feature Out）分析了多层感知机回归模型中各个特征的重要性。

根据回归特征重要性分析结果，可以有以下发现。首先，从整体训练数据的结果来看：

（1）中心论文的全部参考文献的参考文献数量的标准差（sd_ n_ ref）和最大值（max_ n_ ref）的重要性分别排第 1 位和第 2 位，重要性取值分别为 1.103 0 和 0.804 7；中心论文的全部参考文献的生物医学实体数量的标准差（sd_ n_ ent）和最大值（max_ n_ ent）的重要性次之，分别为 0.698 7 和 0.349 2，排在第 3 位和第 4 位；中心论文发表 2 年后的总被引次数（C_ 2）的重要性为 0.231 4，排第 5 位。

（2）91 个特征中有 83 个特征的重要性取值大于 0，比分类模型（61 个重要性大于 0 的特征）多。

（3）与分类模型一样，参考文献维度的特征对回归模型最重要，该维度有 32 特征的重要性取值大于 0，且其中有 19 个特征的重要性排名在前 20 名。中心论文维度特征的重要性次之，该维度有 19 个特征的重要性大于 0，有 1 个特征排名前 20，3 个特征排名前 30 名。施引文献维度特征的重要性最低，虽然该维度也有 32 个特征大于 0，但是排在前 30 位仅有 1 个，即排在第 20 位的 sd_ n_ ent_ 1。

（4）与分类模型存在差异的是，在回归模型中，引用相关的特征（如 sd_ n_ ref，max_ n_ ref，C_ 2）和主题内容相关的特征（max_ n_ ent，sd_ n_ ent）的重要性较高，占据了前 4 位，而转化相关特征（如 max_ tl，mean_ h_ score）的重要性则次之，其他特征（如 abs_ len，is_ grant）的重要性最低。与分类模型类似，在回归模型中，生物医学实体相关的特征整体上比 MeSH 词相关的特征的重要性高。

进一步地，本书分析比较了基于 C 类论文、CA 论文、H 论文和整体训练数据等 4 种不同数据集的回归模型中各个特征的重要性，结果如表 5 – 13 所示。

（1）在所有 4 个数据集中，特征"sd_ n_ ref"（中心论文的全部参考文献的参考文献数量的标准差）的对回归模型的重要性均排名第 1。

（2）对于不同类型的论文，各种特征的重要性不同。具体地，在特征维度方面，整体训练集和 H 类论文中的重要特征主要集中在参考文献维度和中心论文维度的特征。而对于 C 类论文和 CA 类论文，除了这两个维度的特征外，施引文献维度特征的重要性也出现在前 20 位。在特征类别方面，转化相关的特征（如 max_ h_ score，sd_ tl）在 C 类论文和 CA 类论文中的回归重要性排名比较靠前，而在整体和 H 类论文中是引用相关和内容相关特征的重要性比较靠前。这与分类模型的特征重要性情况较为类似。

表 5 – 13　　　　　　　　回归特征的重要性排序（前 20 个）

编号	整体训练数据	C 类论文	CA 类论文	H 类论文
1	sd_ n_ ref	sd_ n_ ref	sd_ n_ ref	sd_ n_ ref
2	max_ n_ ref	sd_ n_ ent	sd_ n_ ent	max_ n_ ref
3	sd_ n_ ent	max_ h_ score	max_ n_ ref	max_ n_ ent
4	max_ n_ ent	mean_ h_ score	max_ h_ score	sd_ n_ ent
5	max_ tl	max_ n_ ref	sd_ c_ score	max_ c_ score
6	C_ 2	mean_ n_ gp	mean_ h_ score	mean_ n_ drug
7	mean_ h_ score	sd_ tl	mean_ n_ gp	max_ tl
8	sd_ c_ score	sd_ c_ score	sd_ h_ score	C_ 2
9	mean_ n_ drug	sd_ h_ score	sd_ tl	mean_ h_ score
10	max_ c_ score	max_ n_ disease	max_ n_ disease	max_ n_ mesh
11	mean_ n_ ref	mean_ tl	max_ a_ score_ 1	mean_ is_ DT
12	sd_ n_ drug	sd_ n_ disease	mean_ tl	mean_ n_ ref
13	sd_ h_ score	max_ a_ score_ 1	mean_ n_ ref_ 1	max_ a_ score
14	sd_ tl	mean_ n_ ref	max_ n_ drug	sd_ n_ mesh
15	mean_ n_ gp	max_ n_ drug	sd_ n_ disease	sd_ n_ gp
16	mean_ is_ DT	mean_ n_ ref_ 1	max_ n_ drug_ 1	mean_ n_ ent
17	max_ h_ score	max_ n_ drug_ 1	mean_ n_ disease_ 1	mean_ n_ mesh
18	mean_ n_ mesh	max_ tl_ 1	max_ n_ gp_ 1	sd_ h_ score
19	max_ n_ disease	mean_ n_ drug_ 1	sd_ is_ DT_ 1	sd_ c_ score
20	max_ a_ score	max_ n_ disease_ 1	mean_ n_ drug_ 1	sd_ n_ drug

第七节　本章小结

　　针对生物医学论文的转化概率（被临床引用的可能性）和转化强度（被临床引用的多少）预测问题，本章提出了一种基于知识图谱和多特征融合的机器学习自动预测方法。本章首先从定性（大规模学术论文引用分析、单篇论文未来引用情况预测、论文临床引用分析）和定量（生物医学重要发现的临床引用情况、生物医学论文的引用情况）两方面，剖析了单篇生物医学论文转化概率和转化强度预测的难点和可行性。结果发现，单篇生物医学论文的临床引用情况预测，虽然具有挑战性，但仍然是可行的。

在此基础上，本章将论文转化概率和转化强度预测问题，分别转化为机器学习二分类概率和回归值预测问题；并从中心论文、参考文献、施引文献三个维度，以及引用相关、转化相关、主题内容相关和其他四个方面，为待预测论文构建了一个 91 维的特征空间。本章使用了逻辑回归、K 近邻、支持向量机、XGBoost、随机森林和多层感知机 6 个模型来训练二分类器。使用了线性回归、K 近邻、支持向量机、XGBoost、随机森林和多层感知机 6 个模型来训练回归模型。

结果显示，针对转化概率预测问题，随机森林分类器的性能最强，其准确率、F1 分数和 AUC-ROC 的值分别达到 0.855 9、0.835 4 和 0.911 4。与 Hutchins 等（2019）的结果相比，本书的分类模型在 F1 分数和 AUC-ROC 分别提升了 49.18% 和 13.93%。本章还使用基于等渗回归的非参数方法和基于普拉特缩放的参数化方法，对随机森林分类模型的分类概率进行了概率校准。结果表明，基于等渗回归的校准方法在布莱尔分数、准确率、召回率、F1 分数和 AUC-ROC 上均更优，分别为 0.072 9、0.857 7、0.862 7、0.841 7 和 0.920 5；而基于普拉特缩放的校准方法在精确率上更优，为 0.822 9。最终，本章使用基于等渗回归的非参数方法校准后的随机森林分类器，来计算单篇论文的转化概率。

针对转化强度预测问题，具有两个隐藏层的多层感知机回归模型（每一层的节点数为 91、110、70 和 1）取得了最优的性能，其均方误差、平均绝对误差和 R 方的值分别为 8.782 3、0.691 7 和 0.638 9。

此外，本章还使用"留一特征法"分别对分类模型和回归模型的特征重要性进行了详细分析。

第六章　生物医学论文临床转化分析
在科研问题中的应用

本章将对生物医学论文临床转化分析在实际科研问题中的应用进行探索。具体包括：

(1) 在药物研发中的应用；

(2) 在学术论文评价中的应用；

(3) 在学术搜索中的应用。

在药物研发问题中，主要探索如何利用文献数据和论文临床转化分析来对药物研发的结果进行早期预测。在学术论文评价问题中，主要研究论文的转化位置、转化概率和转化强度这三个指标与经典指标——"论文被引次数"的关系，探索转化位置、转化概率和转化强度在论文评价中的应用可能性。在学术搜索中，主要研究如何利用论文临床转化分析结果辅助学术搜索，以满足用户更为细粒度的学术信息需求。

第一节　生物医学论文临床转化分析
在药物研发中的应用

一　背景介绍

药物研发是生物医学研究领域最为重要且最为活跃的子领域之一。近年来，虽然生物医药领域的研究进步迅速，且资源投资巨大，但是，每年被成功研发的药物数量却并没有得到明显的增长。很多药物在临床试验后期被宣告失败，造成了巨大的经济损失。因此，如何降低药品从实验室到临床的研发时间、如何对药物研发的结果（成功与否）进行早期的识别与预测等问题，成为药物研发领域的重要科研问题。

在药物研发过程中，相关研究人员会在学术期刊或会议上发表与被研究药物相关的研究成果，本书将这些研究成果的集合称为"研究成果集"。本书假设成功药物（即最终被批准上市的药物）和失败药物的"研究成果集"中存在不同的特点或规律，如果找到这些特点和规律，便有可能对药物的研发结果进行早期信号识别，并及时地作出相应的决策与干预。学术论文作为药物研发成果的主要形式之一，其数量的极速增长与开放获取，为本书假设的验证提供了可能。

在文献计量领域，从领域文献数据集中寻找规律，并用于事件结果预测或知识发现的案例并不少见。例如，Li 等（2020）基于微软学术数据集和开放网络资源数据，对 1900—2016 年间诺贝尔获奖者发表的文献集进行了系统分析，发现诺贝尔获奖者在早期绩效、获奖前产出、获奖后产出以及合作模式等方面具有较为明显的共性和规律。Wang 等（2019）针对 1990—2005 年间美国国立卫生院的科研项目申请数据，对科学家的学术事业进行分析，发现科研人员早期的职业生涯受挫可能会促使后期职业发展的成功。在药物研发方面，Joshi 和 Milletti（2014）通过对发表在 1992—2012 年间的 1200 多万篇药物相关研究文献进行分析，发现在临床试验过程中，如果某个药物的相关学术文献发表的量越多，那么这个药物最终成功的概率越大。在这些研究的基础上，本书拟从 clinicaltrials.gov 网站上收集相关药物，并从药物相关文献的临床转化情况出发，探究药物研发结果的早期识别信号。

二　实验数据和方法

（一）数据收集与处理

本书首先从美国国立医学图书馆维护的临床试验登记平台下载得到药物临床试验数据集。该平台依据 FDA 的药品研发相关法规研发，记载了约 8500 项临床试验，包含药物、医疗设备和手术程序等。每一项临床试验的开始时间、志愿者招募情况、试验结果、发表的相关文献以及试验机构等详细信息都可以通过该平台查询。进一步，笔者从临床试验数据集中抽取得到所有的 9，563 个药物—疾病对，以及对应的临床试验所处的阶段。

为了区分成功药物和失败药物，本书通过查询美国食品药品监督局发布的橘皮书（Orange Book）① 来确定药物的研发状态。具体地，如果药物和疾病可以在橘皮书中查阅到，说明该药物已经被 FDA 批准治疗该疾病，即为成功药物。反过来，如果查找不到，且在临床试验中的状态记录为"终结"（terminated）或"撤销"（withdraw），则将该药物—疾病对归为失败。需要说明的是，对于失败的疾病—药物对，本书仅考虑临床试验处于第二阶段或第三阶段的记录。此外，在查询的过程中，为了提高药物和疾病名称匹配的准确性，本书利用 UMLS、MeSH 词表和 RxNorm② 等医学术语系统对药物和疾病名称进行了扩展。最终，本书得到 1，677 个成功的药物—疾病对和 3，885 个失败的药物—疾病对（处在临床试验第二期或第三期）。

本书通过检索 PubMed 收集每个药物—疾病对的相关文献集合。特别地，本书还将 9 563 个药物—疾病对中的药物和疾病进行重新组合，去除已知的成功或失败的药物—疾病对；然后利用新的药物—疾病对在 PubMed 中检索，若检索返回的结果多于 20 篇文献，则将该药物—疾病对加入对照组，否则丢弃。最终，本书获得了 2556 个对照样本。

（二）研究方法

本书从论文临床转化分析的视角出发，利用药物研究过程中的相关文献集合，提取特定的计量特征或指标，探索药物研发结果早期信号识别或预测的可能性。主要用的方法有统计分析和预测分析。

1. 统计分析

对各个指标在药物成功（被 FDA 批准）或失败（临床试验结果发布）前以及第一篇相关文献发表后的变化情况进行对比分析。

2. 分类预测

将药物研发结果预测问题转化为一个二分类问题（成功或失败），

---

① The Orange Book. https：//www. fda. gov/drugs/development-approval-process-drugs/orange-book-preface.

② RxNorm. https：//rxnav. nlm. nih. gov/RxNormAPIs. html.

根据统计分析和前面研究建立特征工程，并利用机器学习分类算法进行分类器训练和评估。

在特征构造中，本节主要使用了本书第六节第四部分中"中心论文"维度的21个特征，并进一步增加了论文的转化概率和转化强度2个指标（如图6－1所示）。此外，所有特征值都经过归一化，调整到了0到1。在特征的时间选取上，本书以药物被FDA批准的年份（或者药物临床试验失败发布的年份）为准，分别以当年、2年前、4年前、6年前、8年前、10年前的特征信息构建特征工程来训练药物研发结果分类模型。

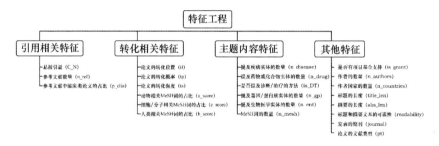

图6－1 药物研发结果分类模型的特征工程图

在数据准备上，本书分别从成功或失败样本中随机抽取80%的样本作为训练数据，剩下的20%作为测试数据。最终训练数据由4442个样本组成，其中成功样本数为1334，失败样本数为3108；测试数据由1110个样本组成，其中成功样本数为333例，失败样本为777例。

在分类模型选择上，本节选用了逻辑回归模型、K近邻模型、支持向量机模型、XGBoost模型、随机森林模型和多层感知机模型。在模型训练的过程中，十折交叉检验和网格搜索被用于模型参数优化。最后，在模型测试和评估方面，本节主要使用F1分数（模型精确率和召回率的调和平均）来对模型进行评估。

三 结果与分析

（一）统计分析结果

如图 6-2 所示，对比两类药物在成功或失败前 20 年间四个指标的变化，可以发现，成功药物和失败药物之间存在明显的差异，而且随着时间的推进，两者之间的差异越来越大。以"平均文献量"为例，在 20 年前，成功和失败药物的平均发文量差别很小；从前 16 年开始，两者的差异不断增大；最后，在宣告成功或失败时，两者间的差异已经达到 30 篇左右。在平均转化位置、平均转化概率和平均转化强度等是三个方面，两者也呈现类似的变化规律。

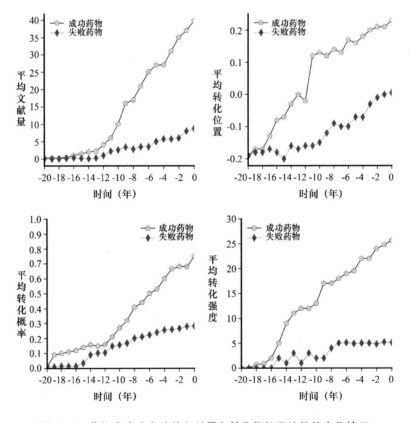

图 6-2 药物成功或失败前文献量和转化指标平均值的变化情况

　　进一步地，本书针对成功药物、失败药物及对照组药物，统计了从第一篇相关文献发表开始四个指标平均值的变化情况，结果如图 6 – 3 所示。

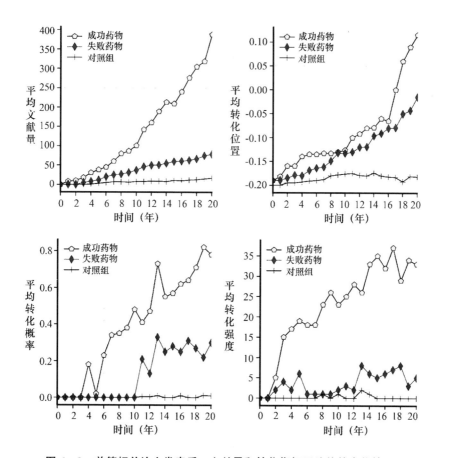

图6-3　首篇相关论文发表后2文献量和转化指标平均值的变化情况

　　在平均文献量方面，三者的平均文献量均随着时间单调递增。同时，三者之间的差异随着时间的推移而不断增加。其中，成功药物与失败药物之间的差距大于失败药物与对照组药物之间的差距。一方面，这说明随着时间的推移，药物受到的关注和研究越来越多，相关地研究成果也相应增加。另一方面，成功药物由于其积极临床潜力不断被挖掘，得到了比其他两类更多的关注和研究。

在平均转化位置方面，成功药物和失败药物的平均转化位置随着时间呈现不断增加的趋势，且成功药物的平均转化位置始终大于失败药物。同时，我们可以观察到，成功药物的平均转化位置的增长率在第10年和第16年的时候增加较多，而失败药物则没有明显变化。这表明成功药物的相关研究不断深入，从开始的细胞/分子水平的药理作用的揭示，逐渐进入动物模型和临床试验，因此相关研究的转化位置不断增加。此外，对照组药物的平均转化位置始终处于 −0.20 左右，说明相关研究的层次还主要出于细胞或分子水平的基础研究阶段。

在平均转化概率方面，成功药物和失败药物相关研究的平均转化概率在刚开始的几年均为零；之后随着时间的推移，两者的平均转化位置不断震动增加；最终，成功药物相关研究的平均转化概率显著高于失败药物。这表明成功药物研究成果有更多的可能性被临床指南或临床试验所使用。对照组药物相关研究的平均转化概率则基本一直处于零值。

最后，在平均转化强度方面，成功药物相关研究的平均转化强度随着时间推移呈现出明显的增加趋势，说明成功药物被更多的临床专家所关注，从而得到了更多临床指南或临床试验的引用，间接体现了其临床价值。然而，失败药物和对照组药物相关研究的平均转化强度虽然有所波动，但是其值始终处于一个较低水平。

综上所述，成功药物和失败药物的相关研究在文献量、转化位置、转化概率和转化强度四个指标上均存在较为明显的规律和差异。这些规律和差异为药物研发结果的成功预测提供了可能性。

（二）分类预测结果

以药物研发成功或失败2年前的特征信息为预测特征，其分类预测的结果如表6-1所示。随机森林模型在准确率、召回率和F1分数上均取得了最好的效果，分别为0.8159、0.8055、0.7816；而多层感知机模型在精确率指标上取得了最好的效果，达到了0.7736。

表6 – 1　　　　　分类预测模型在测试数据集上的评价结果表①

模型	特征数量	准确率	精确率	召回率	F1 分数
逻辑回归	23	0.7324	0.7168	0.7311	0.7252
K 近邻	23	0.7039	0.6683	0.6945	0.6816
支持向量机	23	0.7667	0.7321	0.7502	0.7490
多层感知机	23	0.7976	0.7736	0.7835	0.7785
XGBoost	23	0.8002	0.7679	0.7239	0.7453
随机森林	23	0.8159	0.7590	0.8055	0.7816

图6 – 4 则展现了不同的分类模型使用不同时间段的特征信息作为预测特征的预测效果（F1 分数）变化情况。图片中的 Baseline 为基准线，是成功药物数量占总体药物的比例（先验概率），即 0.3015。观察图片可以发现，全部 6 个分类模型的分类效果均优于基准线，证明通过这些特征是可以在一定程度上都对药物的研发结果进行提前预测的。

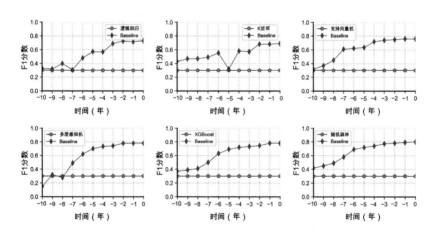

图 6 – 4　分类模型预测效果（F1 分数）随特征时间的变化情况

具体地，K 近邻模型和逻辑回归模型的表现较不稳定，随着预测信息量的增加，模型预测效果有较大的波动。其他四种模型则随着预测信息量的增加，其预测效果稳步提升。其中，随机森林模型的整体性能最优。

---

①　以药物研发成功或失败 2 年前的特征信息为预测特征。

第二节 生物医学论文临床转化分析
在学术论文评价中的应用

一 背景介绍

学术论文作为学术成果的主要表现形式之一，对其价值进行科学、合理的评价，对于国家创新体系的建立和科技政策的制定至关重要。

目前学术论文评价的方法主要包括定性的同行评议方法和定量的文献计量方法。同行评议起源于1665年并一直被沿用至今，在论文发表前评审、科研基金的分配以及职称评定等学术活动中发挥了不可替代的作用。但是，由于同行难寻、主观偏好、人情关系等因素，同行评议也饱受质疑。

基于文献计量的论文评价方法，由于操作简便、指标客观，被广泛用于同行评议的辅助与补充。尤其是在如今学术大大数据和开放科学的背景下，学术论文数量"井喷式"增长、学术交流活动日趋复杂以及学术竞争加剧，单纯的同行评议难以应对和处理学术评价的需求，定量的文献计量方法迎来了前所未有的应用需求和发展动力。近年来，随着开放获取和文本处理技术的进步，替代计量学、全文引文分析、词汇功能分析、结构功能分析以及引文功能分析等方法被相继提出，推动了学术论文评价的进一步发展。

然而，学术论文评价的定量指标还存在局限性。首先，现有指标主要衡量学术论文的学术影响力，而忽视了其他价值。例如，生物医学论文的临床价值：屠呦呦在青蒿素方面的论文被引次数很少，但是在临床上拯救了成千上万的生命。其次，现有的指标难以评价新近发表的论文，且难以对论文的内容进行直接评价。引用量以及替代计量学指标是对论文的间接评价，且这些指标一般具有时间累积性。

基于以上背景，本节拟将生物医学论文临床转化分析的结果应用到学术论文评价中，尝试从论文临床转化的维度来对论文的临床价值进行评价，以期作为对现有学术论文评价理论和方法的补充。要对论文的临床价值进行评价，首先要弄清楚转化位置、转化概率和转化强度三者之间的关系，加深对学术论文临床转化的理解和认知。其次，厘清这三个转化相关指标与论文的引用次数（论文评价最常用到的指标）之间的关系，可以明确临床转化分析对学术论文评价的必要性和补充性。具体地，本书将选取阿尔茨海默病、HIV、干细胞、基因编辑等 9 个生物医学研究主题或领域为例[①]，从以上两个方面进行分析。

二　转化位置、转化概率和转化强度之间的关系

在对三个转化相关指标的关系进行分析前，本书将三者的定义明确如下。

一篇生物医学论文的转化位置即其在生物医学转化轴上所处的相对位置。转化位置的取值范围为 [-1, 1]，如果一篇论文的转化位置的值越接近于 1，说明该论文的研究内容越偏向于临床研究，反之，则说明该论文的研究内容越偏向基础研究。在第五章中，本书给出了两种转化位置计算方法，在此节选用基于文档表示的转化位置计算值。

一篇生物医学论文的转化概率指其在发表后被临床试验或临床指南引用的可能性。本书综合论文发表 2 年后的信息，利用机器学习方法估计其可能性的大小。转化概率的取值范围为 [0, 1]。一篇论文的转化概率越大，表明其被临床引用的可能性越大，也即这篇论文的研究成果越有可能被临床所应用。

一篇生物医学论文的转化强度是在发表后被临床试验或临床指南引用次数的预测值，本书基于论文发表 2 年后的信息和机器学习模型计算得到。转化强度的取值范围是 0 到正无穷。一篇论文的转化强度取值越大，说明该论文被越多的临床试验或临床指南所引用，反映其临床影响力或临床价值越大。

基于以上定义，本节将结合统计相关分析和可视化方法，具体探讨这三个指标之间的关系，以及其与论文引用量之间的关系。

（一）转化位置与转化概率

图 6-5 为 PubMed 全部文献的转化位置和转化概率分布热图。图中每一个多边形代表一个"转化位置—转化概率"的取值对。多边形

---

① 各个研究主题的文献相关信息见表 4-5。

的填充颜色变化可以反映该取值的文献频率：多变形的填充颜色越深，说明该取值的文献频率越低；而多边形的填充颜色越亮，则表明该取值的文献频率越低。表6-2列出了转化位置和转化概率之间的相关性分析结果（包括 Pearson 相关系数和 Spearman 相关系数）。

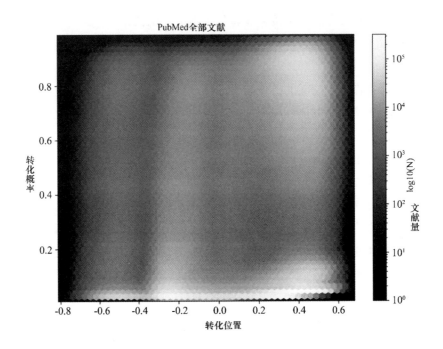

图6-5　PubMed 全部文献的转化位置和转化概率分布热图

表6-2　　　　　　　转化位置和转化概率之间的相关性分析结果

序号	文献集	Pearson 相关系数	显著性 p value	Spearman 相关系数	显著性 p value
1	PubMed 全部文献	0.064	0.00	0.098	0.00
2	阿尔茨海默病	0.159	0.00	0.198	0.00
3	乳腺癌	0.075	0.00	0.102	0.00
4	基因编辑	0.261	0.00	0.286	0.00
5	干细胞	0.257	0.00	0.267	0.00
6	棕色脂肪	0.225	0.00	0.236	0.00
7	冠状病毒	0.398	0.00	0.330	0.00

续表

序号	文献集	Pearson 相关系数	显著性 p value	Spearman 相关系数	显著性 p value
8	HIV	0.136	0.00	0.121	0.00
9	HIV 疫苗	0.103	0.00	0.146	0.00
10	HPV 疫苗	0.062	0.00	0.089	0.00

　　观察图 6-5 和表 6-2 可知，整体而言，PubMed 中生物医学文献的转化位置和转化概率没有明显的相关性，皮尔斯相关系数和秩相关系数均小于 0.1。同时，我们可以发现，图 6-5 接近横轴有一条黄亮的"光带"，无论转化位置的高低，绝大部分的生物医学文献的转化概率较低，反映了生物医学成果的转化率低，与之前的相关研究一致。此外，虽然处于不同的转化位置的论文的转化概率取值范围大致相同，形成了一个黄色的四边形。但是，可以明显地看到转化位置（右边）大的论文比转化位置小（左边）的论文的转化概率大于 0.8 的可能性更大，形成了右上角的一个"光亮区"。尤其在转化位置为 0.4 左右（H 类论文）时，高转化概率的论文更多。也就是，在一定的范围内，论文转化位置取值越大，其转化的概率越大，即论文的研究内容越接近于临床，那么该论文被临床实践或临床指南引用的可能性就越大。这可能是由于转化位置取值越大的论文，与临床研究间的知识距离越短，也越容易被临床专家所发现和引用。

　　图 6-6 是 9 个研究主题中论文对的转化位置和转化概率分布热图。从图中可以发现，整体来看，各个主题中论文的转化位置和转化概率分布热图的大致轮廓与 PubMed 全部论文相似。但是，不同的主题下热图颜色的分布深浅有所不同，即各个取值点的论文频率不一样。这主要与不同主题的研究内容相关。

　　例如，阿尔茨海默病、乳腺癌以及 HIV 等主题研究已经比较成熟，这些领域的研究目前主要集中在与人提相关的临床研究，因此，这些主题下的转化概率和转化位置取值更加偏向于临床，即图形的右边更加黄亮一些。与之相反的是基因编辑、棕色脂肪、冠状病毒[①]等研究主题，它们热图的黄亮区主要集中在转化位置小于 0 的部分，而在转化位置大于 0 的部分出现较大面积的黑色或深色区域；因为这些主题的研究更加接近基础科学，在临床科学方面的研究成果较少。

　　虽然存在这些不同之处，但是可以观察到的是：在全部研究主题中，转化概率的最大值仍然是在转化位置较大（转化位置为 0.4 左右）的时候取得。这进一步说明了转化位置越大，论文的转化概率取高值的可能性较大。

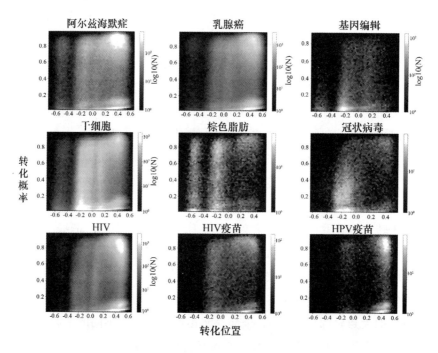

图 6-6　不同研究主题中论文的转化位置和转化概率分布热图

（二）转化位置与转化强度

图 6-7 为 PubMed 全部文献的转化位置和转化强度分布热图。观

---

①　本书的数据采集时间为 2020 年 3 月份，因此研究结果可能会和现在的情况有所不同。

察图片可以得到以下发现：（a）图片的横轴上有一条黄亮的光带，说明大部分的生物医学论文的转化强度为零，即没有被临床指南或临床试验所引用，这与实际情况符合。（b）转化位置和转化强度之间没有很明显的相关关系（皮尔逊相关系数为 0.152，秩相关系数为 0.297，见表 6 - 3 所示），仅呈现较弱的正相关关系。这可能是由于无论转化位置的大小如何，转化强度为零的论文均绝大多数。（c）转化强度的最大值随着转化位置的增加而增长。当转化位置为 - 0.4 时，转化强度的最大值约为 50；而当转化位置的取值为 0.4 时，转化强度的最大值为 250 左右。（d）转化位置不变，随着转化强度的增加，论文频率逐渐下降。

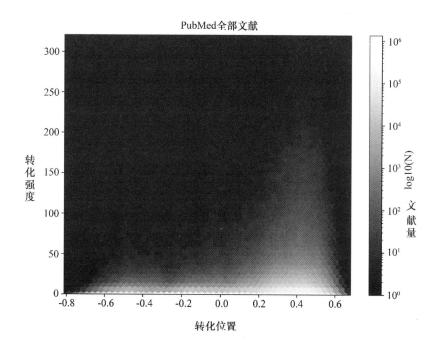

图 6 - 7　PubMed 全部文献的转化位置和转化强度分布热图

表6-3 转化位置和转化强度之间的相关性分析结果

序号	文献集	Pearson 相关系数	显著性 p value	Spearman 相关系数	显著性 p value
1	PubMed 全部文献	0.152	0.00	0.297	0.00
2	阿尔茨海默病	0.177	0.00	0.261	0.00
3	乳腺癌	0.103	0.00	0.156	0.00
4	基因编辑	0.103	0.00	0.314	0.00
5	干细胞	0.202	0.00	0.327	0.00
6	棕色脂肪	0.222	0.00	0.250	0.00
7	冠状病毒	0.244	0.00	0.373	0.00
8	HIV	0.097	0.00	0.171	0.00
9	HIV 疫苗	0.160	0.00	0.185	0.00
10	HPV 疫苗	0.064	0.00	0.098	0.00

图6-8展示了不同主题中论文的转化位置与转化强度分布的热图。观察可知，各个子主题中论文转化位置与转化强度的分布热图与PubMed全部论文分布基本一致。

（三）转化概率与转化强度

图6-9是PubMed全部论文的转化概率和转化强度分布热图。观察图片可以发现，转化概率和转化强度的分布形成了一条向上增长的"粗曲线"，且曲线的斜率随着转化概率的增加不断增大。这一现象说明，生物医学论文的转化概率与转化强度呈现较为明显的正相关关系，即一篇论文的被临床试验或临床指南引用的可能性越大，那么其被临床试验或临床指南引用的次数也会更高。

这一发现也可以从表6-4和图6-10中观察到。具体地，在表6-4中，我们可以看到，无论是PubMed全部文献还是其他子研究主题，转化概率和转化强度之间均具有较强的正相关性：在皮尔逊系数方面，除了"HPV疫苗"主题中两者的相关系数为0.293外，其他研究主题中两者的相关系数均在0.3—0.4，表明两者有较强的正相关关系；在秩相关系数方面，绝大部分主题中两者的相关系数在0.8—0.9，这表明两者具有很强的正相关关系，且为非线性相关。

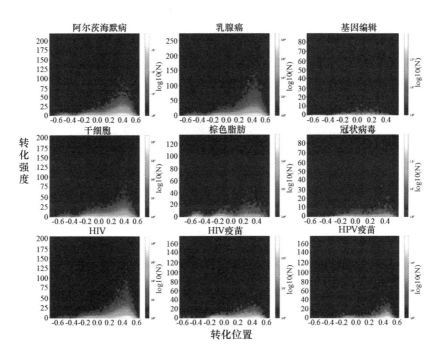

图6-8　不同研究主题中论文的转化位置和转化强度分布热图

表6-4　　　　　　　转化概率与转化强度之间的相关性分析结果

序号	文献集	Pearson 相关系数	显著性 p value	Spearman 相关系数	显著性 p value
1	PubMed 全部文献	0.396	0.00	0.841	0.00
2	阿尔茨海默病	0.360	0.00	0.897	0.00
3	乳腺癌	0.340	0.00	0.900	0.00
4	基因编辑	0.320	0.00	0.650	0.00
5	干细胞	0.358	0.00	0.826	0.00
6	棕色脂肪	0.348	0.00	0.828	0.00
7	冠状病毒	0.383	0.00	0.769	0.00
8	HIV	0.352	0.00	0.896	0.00
9	HIV 疫苗	0.362	0.00	0.877	0.00
10	HPV 疫苗	0.293	0.00	0.906	0.00

　　同时，观察图6-9也可发现，在所有9个子研究主题中，论文的转化概率和转化强度之间均具有较强的正相关关系。

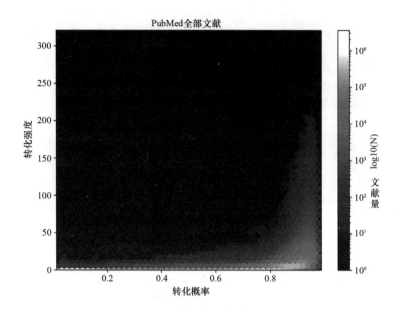

图6-9　PubMed全部文献的转化概率和转化强度分布热图

综上所述，生物医学论文的转化位置、转化概率和转化强度三者之间的关系可以总结如下。

转化位置和转化概率之间没有明确的相关关系；但在一定的范围内，高转化位置的论文，具有高转化概率的可能性更大。在不同研究主题或领域中，转化位置和转化概率的分布存在较为明显的差异。

转化位置和转化强度之间没有明确的相关关系。但是，转化位置和转化强度的最大值之间存在明显的正相关关系。当转化位置的值固定时，转化强度越高，论文的数量越少。此外，在不同的研究主题或领域中，两者的关系没有明显差异。

转化概率和转化强度之间存在明显的正相关关系，且是非线性的。在不同研究主题或领域中，两者的关系没有明显的差异。

三　论文引用量与三个转化指标之间的关系

进一步地，本节探讨了论文引用量与上述三个转化指标之间的关系。

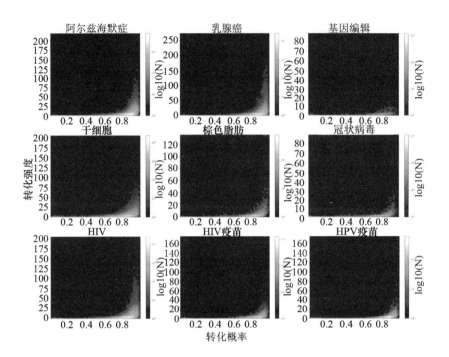

图 6 – 10　不同研究主题中论文的转化概率和转化强度分布热图

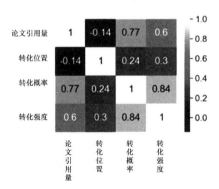

图 6 – 11　PubMed 全部论文的引用量与三个转化指标之间的相关性热图①

---

① 注：矩形中的数字为 Spearman 相关系数。

图 6 – 11 展示了在 PubMed 全部论文的引用量与转化位置、转化概率和转化强度等三个转化指标之间的相关性热图。图中每个小矩形中的数字是横向和纵向两个指标之间的秩相关系数的值；同时，矩形的颜色也反映了相关性系数的大小。

观察图 6 – 11，可以有以下发现：

（1）论文的引用量与转化位置之间存在负相关关系（秩相关系数 = – 0.14，显著性 $p = 0.00$），即转化位置越大的生物医学论文反而具有越低的引用量。这与 Ke（2020）发表在 *Journal of Informetrics* 期刊上的题为 "The citation disadvantage of clinical research" 一文的结论一致，即临床类论文（转化位置高）比基础论文的平均引用量要少，且基础类论文更加容易成为热点论文[①]。

针对这一现象，可能有以下两个方面的原因：①基础性研究是从分子、细胞等层面对生物的器官、组织或功能的认识，其是临床医学甚至整个生物医学领域的研究基础，因此能获得更多的引用量。②论文引用量衡量的是学术论文的学术影响力或学术价值。基础性研究的学术价值或学术影响力往往更大、更广（往往是跨学科的）。例如，有关 COX-2 基因的研究成果可能被药物学、心血管疾病、生物信息学、疼痛学等多个领域的研究所引用。与之相反的是，临床类研究则属于更加细分的领域，且更多地关注于研究成果在临床上的健康效益而不是学术价值。

（2）论文引用量和转化概率之间存在较强的正相关关系（秩相关系数 = 0.77，显著性 $p = 0.00$）。

（3）论文引用量和转化强度之间存在较强的正相关关系（秩相关系数 = 0.6，显著性 $p = 0.00$）。转化强度本质上是临床引用量的预测，临床引用量属于论文引用量的一部分，因此，论文的临床引用量越高，其总的被引量高的可能性也较大。

此外，从图 6 – 11 中还可以发现，转化概率和转化强度的相关性最强（秩相关系数 = 0.84，显著性 $p = 0.00$），这与上一小节的发现一致。

[①] 热点论文指近 2 年间发表的论文在最近两个月得到大量引用，且引用次数进入本学科前千分之一的论文，这类论文往往反映了最新的科学发现和研究动向。

图 6 - 12 为不同的研究主题中论文的引用量与三个转化指标之间的相关性热图。观察图片可知，在不同的研究主题中，以上三个结论仍然成立。

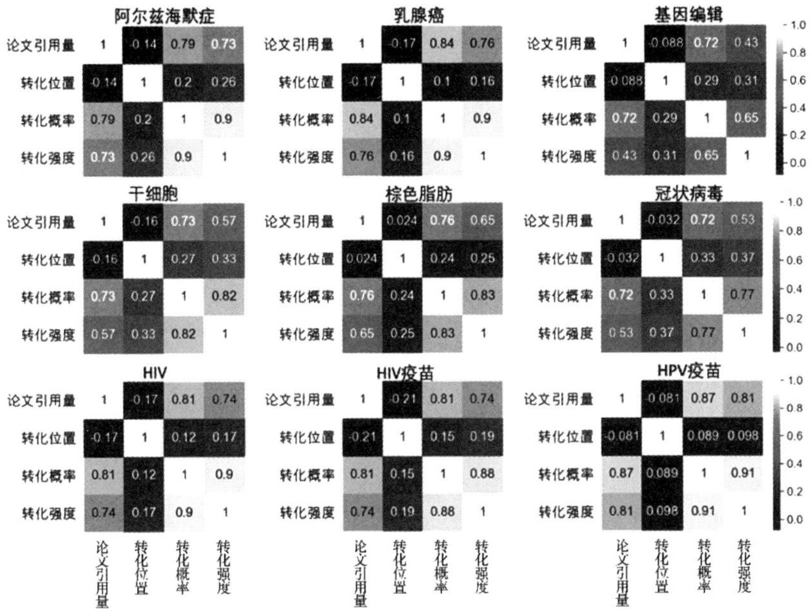

图 6 - 12　不同研究主题中论文引用量与三个转化指标之间的相关性热图①

四　讨论

从以上两节的分析可知，转化位置、转化概率和转化强度三者之间以及三者与论文引用量之间均存在较为明显的联系和差异。转化位置、转化概率和转化强度可以从不同的维度对学术论文研究内容或成果的临床影响力进行定量描述，可以作为传统的学术影响力评价指标（论文引用量）的补充和辅助，从而更加全面、立体地评价生物医学论文的价值。

---

①　注：矩形中的数字为 Spearman 相关系数。

此外，临床转化分析指标除了可以应用于对生物医学领域的学术论文评价之外，还可以被进一步扩展到学者评价、机构评价、期刊评价等领域，以完善学术评价的理论和方法体系。例如，通过对某一个学者发表的论文、专利等文本的转化位置或转化强度计算，来评价这个学者的"临床转化能力"。通过计算某个医院发文的转化概率或转化强度，来评价该医院科研在临床领域的影响力大小。还可以通过对期刊以往发文的转化位置进行计算，来将期刊分为"基础医学期刊""转化医学期刊"和"临床医学期刊"等。

第三节 生物医学论文临床转化分析在学术搜索中的应用

论文的临床转化分析还可以用于对现有学术搜索进行改进和补充，进而满足不同用户（包括科研工作者、学生、政策制定者以及临床医生）更加细粒度的信息需求。本节将给出论文临床转化分析在学术搜索中三个可能的应用点：（1）结合不同用户的多样化查询意图，论文临床转化分析可以用于提升传统学术搜索引擎的效果，提升用户体验。（2）结合第四章的构建的生物医学知识图谱，论文临床转化分析的结果（转化位置、转化概率和转化强度）可以用于对查询从生物医学实体、转化情况等方面，构建格式化查询和知识搜索。（3）结合作者消歧结果和论文临床转化分析结果，还可以提供特定研究领域的"应用型"专家或"基础型"专家搜索。

一 结合论文临床转化分析与查询意图的学术搜索

PubMed、Google Scholar（谷歌学术）、Microsoft Academic（微软学术）以及 Semantic Scholar（语义学术）等学术搜索引擎已经成为学术研究中不可或缺的重要工具。用户根据信息需求，制定冰输入相应的查询（Query），学术搜索引擎便可以快速地返回与查询相关的文档，并根据一定的规则（例如相关性、发表时间以及被引用量等）进行排序。

不同的用户在使用学术搜索引擎时的查询意图往往是多样化的。例如，药理学研究者 A，在查询 "阿司匹林" 的时候，希望搜索引擎返回的是有关阿司匹林的药理作用相关的基础研究。临床医生 B 则更加关注于阿司匹林在临床上可以应用于哪些疾病、存在哪些可能的副作用等临床应用类文章。卫生政策管理者 C 会希望学术搜索引擎能够返回有关阿司匹林研究的整体情况，比如，在 2020 年，有关阿司匹林的研究是偏向于基础研究还是临床研究？该年中阿司匹林的全部研究处于生物医学转化轴的什么位置？由此可见，不同的用户虽然使用了相同的查询表达式 "阿司匹林"，但是其信息需求间的差异较大。在上面这 3 个场景中，用户在进行搜索时的信息需求中隐含了对学术论文临床转化情况的限定。

现有的学术搜索引擎往往通过关键词检索或主题词检索为主，并在此基础上，结合论文的作者、国家、文献类型、文献来源、引文分析结果等元素对检索结果进行精炼或排序，从而可以为不同的用户返回个性化的搜索结果。然而，上述的检索策略或方法还不能很好地解决上述场景的学术搜索任务。

通过对生物医学论文的临床转化情况进行分析，可以为不同的文章标注上转化位置、转化概率和转化强度的值。因此，用户在检索时，根据自身的信息需求，可以将返回结果按照这三个方面进行排序或精炼，从而获得更好的查询结果列表。

本节使用一个具体的例子来说明结合论文临床转化分析与查询意图的学术搜索过程和效果。

Roxadustat（中文名为 "罗沙司他"），是一种用于治疗肾性贫血的在研新药。2019 年 12 月份，有关该药物的上市申请材料被递交美国食品与药品监督局（FDA），业界估计其在 2024 年的销售额将到达约 15 亿美元。罗沙司他的作用机制为在低氧诱导情况下对脯氨酰羟化酶的抑制，进而改善贫血症状。在 PubMed 中检索 "Roxadustat"，筛选条件和检索结果如图 6 - 13 所示①。

---

① 检索时间为 2021 年 1 月 1 日。

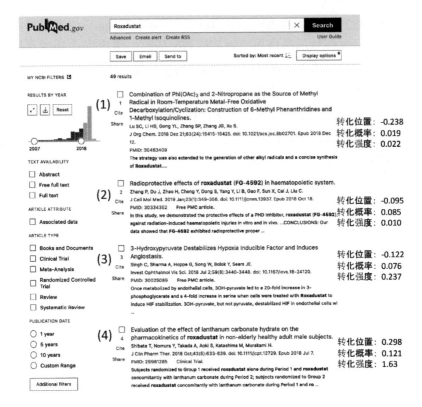

图 6 – 13　在 PubMed 中检索"Roxadustat"（罗沙司他）返回的前 4 条结果

如果用户的信息需求是获取最近发表的与 Roxadustat 相关的研究，那么图 6 – 13 中的排序结果是比较好的，在大多数情况下，这与检索用户的目的一致。但是，对于临床医生、转化医学研究者或者卫生行政人员等用户而言，这样的结果还不能完全满足其信息需求。如果检索的返回结果较少，还可以通过人工研读，来得到满足需求的结果排序。但当返回论文的数目超过 100 条，那么这个任务就开始变得复杂起来。而在实际情况下，每次检索的返回结果往往多于 1000 条，或者更多。

因此，在这个例子中，针对临床医生、转化医学研究者或者卫生政策研究者的信息需求，检索结果需要进一步地进行改善，即结合特定用户的查询意图和论文临床转化分析的结果，对返回的文档列表进行重新排序。

首先，关于用户查询意图的获取，可以通过两个方式：（1）搜索引擎可以通过记录用户过往的搜索和浏览记录，并进行统计分析，判定用户在论文转化情况方面的偏好。例如，如果用户过往浏览的绝大部分文献是细胞分子层面的基础型研究，那么可以据此判定用户的查询意图是转化位置更加接近基础研究、转化概率或转化强度更低的细胞或分子层面的研究。也可以根据用户以往浏览论文的转化位置、概率或强度的平均值来确定用户在临床转化层面的查询意图的定量化表示。（2）可以通过在搜索引擎中增加复选框，让用户自主选择结果的排序方式，（例如，按照论文的转化位置降序排列等）来获取用户的查询意图。单篇论文的临床转化情况的分析方式在前面几章已经叙述过，在此不再赘述。

图 6 - 14 是按照转化概率降序排列的结果，从图中可知，标题为 *Evaluation of the lanthanum carbonate hydrate on the pharmacokinetics of Roxadustat in non-elderly healthy adult male subjects* 的文献排在了第 1 位，其转化概率为 0.121；该文献 "Roxadustat" 的临床试验的成果，临床试验对象为成年男子。剩下的三篇文献主要涉及 "Roxadustat" 的药理作用和分子水平的实验室研究成果，转化概率的值较低。

二　基于知识图谱和论文临床转化分析的学术论文格式化检索

学术论文的格式化检索指利用构造格式化的查询语句，来完成多条件学术论文检索任务（程齐凯，2015）。在生物医学领域，PubMed 是用户量最大、功能最为强大的生物医学论文检索工具。基于强大的 MeSH 词表，PubMed 目前提供基本检索、主题词检索和高级检索等多种论文检索方式，但是仍然不能完成一些学术搜索任务，比如：

（1）检索研究药物为 "阿司匹林"，研究的基因靶点为 "COX-1"，转化概率大于 0.3 的研究论文；

（2）检索研究药物为 "阿司匹林"，转化位置大于 0.25，转化概率大于 0.6，转化强度大于 10 的研究论文；

（3）检索研究疾病为 "阿尔茨海默病"，研究层次为细胞/分子或者动物层面的研究论文。

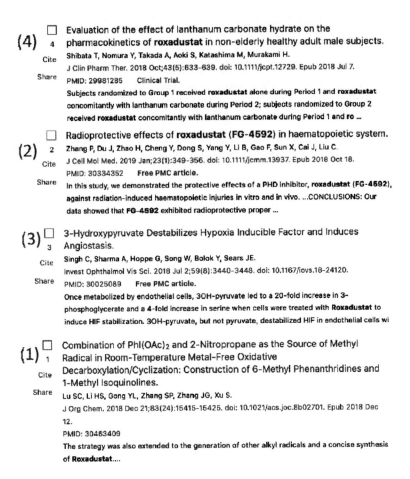

图 6-14 按照转化概率重排序的检索结果示意图

　　结合生物医学知识图谱和论文临床转化分析的结果，在构建检索查询时，通过限定查询语句的具体条件，可以实现以上检索任务的精确搜索。

　　具体地，基于生物医学知识图谱的实体、实体关系抽取结果和论文临床转化分析的结果，可以构建基于知识图谱和论文临床转化分析的学术搜索引擎，从而实现细粒度的学术论文格式化检索。基于知识图谱和论文临床转化分析的查询语句可以表示如下。（其中，term 表示词汇，translational 表示转化情况。）

```
1   Query=normalQuery?Option?(translationalQuery)?Option?(functionQuery)+

2   normalQuery=(term)+

3   translationalQuery=translationalQuerySnippet+

4     translationalQuerySnippet=(translational:term+)Option?

5       translational="LOCATION"｜"PROBABILITY"｜"STRENGTH"

6   functionQuery=functionQuerySnippet+

7     functionQuerySnippet=(function:term+)Option?

8       function="DISEASE"｜"DRUG"｜"GENE"｜…

9   Option="AND"｜"OR"｜"NOT"
```

基于此，针对前面编号为（1）的检索需求，可以构造查询"（DRUG：aspirin）AND（GENE：COX－1）AND（PROBABILITY＞0.3）"。针对需求（2），则可以构造查询"（DRUG：aspirin）AND（LOCATION＞0.25）AND（PROBABILITY＞0.6）AND（STRENGTH＞10）"。针对需求（3），"研究层次为细胞/分子或动物"可以根据第五章转化位置的计算结果转化为"LOCATION＜0"，完整的查询可以表示为"（DISEASE：Alzheimer disease）AND（LOCATION＜0）"。

三　基于知识图谱和论文临床转化分析的生物医学专家检索

在学术领域，专家检索指通过搜索引擎检索在某一学科或研究领域内具有特定专长的学者，即通过用户给定的查询（一般为专长或主题词），返回一组与查询专长相关的学者，并按照特定的特征、指标或者相关程度等对学者进行排序显示。广义上，专家检索一般还包含专家专长评价或识别。

专家检索属于学术搜索的一种特别形式，在谷歌学术（Google Scholar）、语义学术（Semantic Scholar）和微软学术（Microsoft Academic）等著名的学术搜索引擎中，均提供有专家检索功能。以谷歌学术为例，在学者主页上通过点击学者的研究专长词（主题词），或者在谷歌学术的搜索框中键入查询"label：专长词（主题词）"后点击搜索，即可以返回该研究领域的专家列表，且专家被按照其研究成果的总被引量按照降序排列。如图 6-15 所示，左边为学者 Geoffrey Hinton 的谷歌学术主页，其在机器学习（machine learning）、心理学（psychology）、人工智能（artificial intelligence）、认知科学（cognitive science）、计算机科学（computer scieence）等领域具有学术专长。点击"artificial intelligence"，谷歌学术会返回右边的专家排名页面，该页面也通过在检索框中输入"label：artificial_ intelligence"得到①。观察专家排名页可知，各位专家通过其全部研究成果的总被引次数降序排列。其中 Geoffrey Hinton 排在第一位，被引次数为 406 907 次；加拿大蒙特利尔大学计算机系教授 Yoshua Bengio 教授总被引 356 438 次，排在第二位。

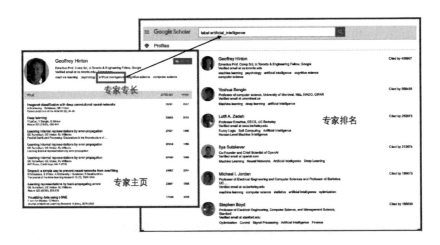

图 6-15　在 Google Scholar 中检索专长为"artificial intelligence"的专家

　　现有的学术搜索引擎主要利用学者论文的总被引量、总的文献数量或者研究内容与检索主题词的文本相似度来对专家检索的结果进行排序。然而，这还不能满足用户更加细粒度的专家检索需求。例如，在生物医学领域，有的用户需要搜索研究 aspirin 在 COX-2 靶点上的作用机

---

① 检索时间为 2021 年 1 月 1 日。

制方面的专家，而有的用户需要搜索研究 aspirin 在心血管疾病的临床治疗方面的专家，但是，目前的学术搜索引擎对于两者返回的结果是一样的。

如图 6 – 16 所示为在谷歌学术搜索研究 aspirin 专家的结果页。排在第一名的是 Peter Rothwell，其研究专长为 aspirin 和心血管疾病，被引量高达 140 809。第二名是 Carlo Patrono，其研究专长为临床药学、类花生酸和 aspirin。第三名是 Giovanni de Gaetano，其研究专长为心血管疾病、营养学、酒精和 aspirin。这些专家比较符合需求"搜索研究 aspirin 在心血管疾病的临床治疗方面的专家"，但是不能满足前一种需求。排在最前的"研究 aspirin 在 COX-2 靶点上的作用机制"的专家，排名是第五位，即 Jane A Mitchell，其研究专长为药物学、COX-2 以及 aspirin 等。同时，谷歌学术并不支持多个研究主题的逻辑匹配，也不能给不同的研究专长分配不同的搜索权重。

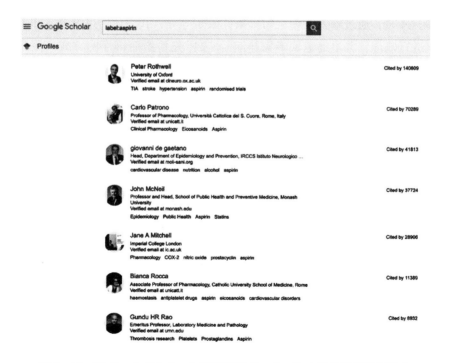

图 6 – 16 在 Google Scholar 中搜索研究"aspirin"专家的返回结果排序

生物医学知识图谱和论文临床转化分析的结果可以用于改善这类专家检索的结果，从而满足用户更加细粒度的检索需求。首先，在构建生物医学知识图谱的时候，本书实现了对 PubMed 中文献作者姓名的消歧处理，取得了较好的消歧效果，这位专家检索提供了可靠的数据基础。其次，生物医学实体（包括疾病、药物/化合物、基因/蛋白质等）抽取的结果、MeSH 主题词和文献关键词等研究内容或主题信息，作者在某一研究主题的发文数量、被引次数等量化指标可以用于专家的研究专长表征或查询扩展。此外，论文临床转化分析的结果，即转化位置、转化该概率和转化强度，可以丰富学者专长识别或评价的维度，从而更加细粒度、更加精准地满足用户的检索需求。

专家检索系统的核心是专家排序模型，专家排序模型可通过多种方式实现，比较常见的有：（1）先排序后检索的方式，即事先按照多个维度（包括引用次数、发文量、合作数量、获奖数等）和排序算法对专家进行排名、效果评估和索引，形成专家库，以待检索。当用户检索知识库时，通过输入查询、勾选条件限定等等方式表达信息需求，知识库进行响应，并最终返回专家排名。（2）先检索后排序的方式。用户首先通过需求构建查询，当查询被键入检索框后，系统通过查询多个专家库，并返回候选专家。然后，在根据评分指标或排序算法（例如，通过计算专家生成相应查询的概率），对候选专家进行综合排序，并最终返回给用户。

本节以"先排序后检索"方式为例，尝试设计基于知识图谱和论文临床转化分析的生物医学专家检索系统。结果如图 6–17 所示，融合临床转化情况分析的生物医学领域专家检索情况主要由（1）专家库的组织和形成和（2）用户检索两个部分构成。

专家库的组织和形成是该系统完成的关键。通过整合 PubMed 和 PubMed Central 文献数据、NIH ExPORTER 项目资助数据、专家介绍网页、微软学术和 CiteSeerX 引文数据等多个专家关联资源，生成生物医学知识图谱，并进行指标计算和专家排序。在生物医学知识图谱方面，包含有专家姓名消歧、生物医学实体和一般实体抽取、实体消歧、关系抽取等步骤。经过知识图谱的构建，可以形成专家—实体、专家—主

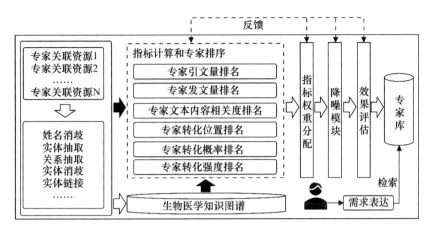

图 6 – 17　融合临床转化情况分析的生物医学领域专家检索系统设计图

题、专家—论文、专家—机构等映射关系。知识图谱和专家关联资源共同构成了指标计算的基础，指标计算的目的是从不同的指标维度实现专家排序。指标计算的维度包括专家引文量、发文量、文本内容相关度、转化位置、转化概率和转化强度等。其中，专家引文量、发文量可以直接通过对文献及其被引情况进行统计得到。专家文本内容相关度主要通过对论文摘要和标题中的生物医学实体、MeSH 主题词进行统计以及通过 LDA 等文本挖掘工具得到。专家的转化位置可以通过对专家发表在特定主题下的所有论文的转化位置的统计值（例如，最大值、标准差、平均值）等来进行计算（专家转化概率和转化强度大的计算页类似）。

依据计算的指标可以对专家进行初始排序。进一步地，各个指标的权重可以按照特定的规则，进行合理分配，从而得到专家的综合评分。融合多指标的专家排名需要通过降噪模块和效果评估，进一步弱化信息噪声，提高检索结果的准确性。最终，通过索引和数据库等技术，将排好序的专家及其相关信息整合成专家库，待用户查询。

第四节　本章小结

本章将生物医学论文临床转化分析的方法和成果，应用到药物研发、学术论文评价和学术搜索这三个实际场景，以展现生物医学论文临床转化分析在实际科研问题中的应用前景和价值。

在药物研发方面，通过引入转化位置、转化概率和转化强度三个指标，本章对药物研发成功或失败前 20 年间以及第一篇相关论文发表后的 20 年间各个指标的变化情况进行了统计和可视化分析。在此基础上，本章将药物研发结果的预测问题转化为二分类问题，结合随机森林、多层感知机等机器学习算法，验证了药物研发结果预测的可能性。实验结果显示，本章的分类器取得了较为满意的效果。

在学术论文评价方面，本章重点探讨了生物医学论文的转化位置、转化概率和转化强度三者之间的相关关系，并在 PubMed 全部论文和基因编辑、HIV 以及乳腺癌等 9 个研究主题上进行了具体分析。基于此，本章进一步研究了这三个指标与学术论文评价的简单指标——"论文引用量"之间的关系。结果表明，三个指标与论文引用量之间存在较为明显的联系和差异，可以现对学术论文临床影响力进行多维、立体的定量描绘，从而对传统学术论文评价方法进行补充和辅助。

在学术搜索方面，通过结合用户查询意图和三个转化指标，以 Roxadustat（"罗沙司他"）为例，本书展示了结合论文临床转化分析与查询意图的学术搜索过程和效果。同时，基于生物医学知识图谱的实体、实体关系抽取结果和论文临床转化分析的结果，本书设计了融合临床转化分析的学术搜索引擎和查询语句，从而实现了细粒度的学术论文格式化检索。最后，在专家检索方面，本章采用"先排序后检索"的方式，结合生物医学知识图谱和论文临床转化分析，设计完成了一个生物医学专家检索方案。

结　语

第一节　研究总结

尽管生物医学领域的研究投入和研究突破不断增加，但是其研究成果的临床转化情况仍不容乐观，存在转化时滞长、转化成本高和转化成功率低等问题。及时发现具有高临床价值的生物医学成果、促进其尽早转化，对于科研资源分配、科学政策制定以及人类健康促进等具有重要意义。生物医学论文是生物医学研究成果的主要表现形式之一，因此对其进行及时、合理的临床转化分析十分必要。数量庞大、增长迅速的生物医学论文，一方面为其临床转化分析提出了挑战；另一方面也为智能化、自动化的生物医学论文临床转化分析提供了充足的数据基础。

在这种背景下，本书在构建生物医学知识图谱的基础上，对生物医学论文临床转化分析的理论、方法和应用展开研究。具体地，本书的主要内容或贡献可以总结为以下几个方面：

（一）对生物医学论文临床价值的定义、特点和显现机理进行了探讨

基于对临床价值显现机理的分析，提出了转化位置、转化概率和转化强度三个生物医学论文临床转化分析的指标，并从对各个指标的影响因素进行了阐释。本书还提出了一个基于知识图谱的生物医学论文临床转化分析的方法框架。

（二）融合多源数据的生物医学知识图谱构建

生物医学知识图谱是本书研究的数据基础和方法基础。本书在PubMed 2020 Baseline 的基础上，融合生物医学实体、基金项目、作者

姓名消歧和引用关系等多源数据，通过实体和属性抽取、实体消歧、实体关系抽取等操作，进行生物医学知识图谱构建。最终的生物医学知识图谱，由论文、生物医学实体等 7 大类实体，和著述关系、引证关系等 11 大类实体关系组成。经统计，其包含不重复的实体约 493 万，不重复的实体关系对约 19 亿。

（三）从实体和论文两个层面，实现了基于知识图谱和表示学习的生物医学论文转化位置计算

通过临床试验和论文分类两个视角的验证，发现两个层面的方法均具有较好的一致性和可靠性。与同类方法比，本书提出的方法具有以下优势：①被分析的对象不再限于 PubMed 收录的论文；②被分析的对象不再要求必须标引有 MeSH 词，可以有效缩短分析时间；③基于文档表示的方法考虑了上下文、实体顺序、数量以及组合等更加全面的信息；④两种方法的结果取值均为连续值，避免了"一刀切"问题。

本书还从整体、时间和主题维度对生物医学论文的转化位置进行了分析，发现：①整体上，生物医学论文的转化位置呈现"双峰"分布。②时间上，随着时间的推移，生物医学论文的转化位置整体取值范围不断双向扩大。③在不同的研究主题下，生物医学论文转化位置的取值范围和变化趋势不同。

（四）实现了基于知识图谱和多特征融合的生物医学论文转化概率和转化强度预测

针对转化概率，本书将其转化为二分类概率预测问题，并基于知识图谱和多特征融合训练分类器。结果表明，本书训练的随机森林分类模型性能最优，相对于 Hutchins 等（2019）的方法在 F1 分数和 AUC-ROC 分别提升了 49.18% 和 13.93%。针对转化强度，本书将其转化为回归值预测问题，并基于知识图谱和多特征融合回归模型。结果表明，具有两个隐藏层的多层感知机回归模型（每一层的节点数为 91、110、70 和 1）性能最优，其均方误差、平均绝对误差和 R 方的值分别为 8.7823、0.6917 和 0.6389。

（五）从三个方面分析了生物医学论文临床转化分析在实际科研问题中的应用价值

在药物研发方面，本书对成功和药物相关文献的转化指标进行了历时分析，并构建了药物研发结果预测模型。在学术论文评价方面，本书在分析三个转化指标之间及三者与论文引用量之间关系的基础上，探讨了转化指标作为传统学术论文评价方法的补充和辅助的可能性。在学术搜索方面，本书探讨了生物医学知识图谱和论文临床转化分析，在结合用户查询意图的论文搜索、学术论文格式化检索以及生物医学专家检索三个场景的应用。

第二节　不足与展望

虽然本书的工作对生物医学论文的临床转化分析研究有了一定的推进，但仍存在一些局限性和不足之处，需要在未来进一步研究：

（一）研究领域和研究数据的局限性

首先，本书仅关注和探讨了生物医学领域的论文临床转化分析理论和方法。然而，其他自然科学领域，如数学、物理学和材料学等，也同样存在着基础性研究成果向实践性应用转化的问题。对其研究成果进行及时、有效的成果转化情况分析、信号预警和干预，对于科技政策制定、科技资源分配和经济效益最大化非常重要。事实上，这些领域的成果转化问题，与生物医学论文的临床转化问题，存在诸多共性。因此，如何将本书的理论和方法成果进一步借鉴、运用到其他领域中，是未来值得努力的一个方向。其次，本书仅对论文成果进行了分析，忽略了其他形式的生物医学成果，包括专利、数据集、报告等。同时，本书使用的生物医学论文的引用数据还不够完整。虽然整合了 Web of Science、微软学术和 CrossRef 的引用数据是可以接受的，但仍不完美。随着越来越多的组织加入引文开放倡议（I4OC），这一局限性将得到不断完善。此外，本书在对单篇论文内容进行向量化表示的时候，仅使用了论文的标题和摘要文本，这是由于大部分论文的全文目前还不能被免费获取。

（二）生物医学论文的转化强度预测效果还需要进一步提升

本书的方法在均方误差、平均绝对误差和 R 方上还不是很理想，具有较大的提升空间。在未来的研究中，可以从以下几个方面进行改进：①进一步丰富转化强度预测模型的特征维度和数量。本书的预测特征虽然包括 4 个维度的 91 个特征，但还可以进一步地丰富和扩充，以提高转化强度预测的效果。例如，在未来的研究中，可以考虑研究多样性维度（团队多样性、研究内容多样性等）和创新性维度（论文的创新性、研究人员的创新能力等）。②进一步补全和扩充生物医学知识图谱。追踪生物医学领域的开放获取资源，不断完善生物医学知识图谱中各个方面的信息，例如，引用信息、项目信息、作者信息。高质量、海量的数据，可能会大幅提升本书方法的效果。③引入新的预测方法和模型。如今机器学习、深度学习等方法和模型日新月异，如针对知识图谱的图表示学习方法、量子计算和建模技术，这些新模型和新方法在本书研究数据和问题上的创新应用，也可能会极大地提升本书研究的效果和效率。

（三）生物医学论文的临床转化情况与各影响因素之间的因果关系需要进一步地深入研究

本书在进行生物医学论文临床转化分析时，只对论文临床转化的影响因素进行了简单的定性讨论，缺乏对两者之间关系进行严格数学建模、定量分析和证明。在以后的工作中，需要进一步对两者之间的相关关系、因果关系等进行严谨的定量化探索，并基于此，探讨提高生物医学论文临床转化成功率的有效干预措施。

（四）生物医学论文临床转化分析的进一步应用和推广

生物医学论文临床转化分析在多个方面具有潜在的应用价值，而本书仅对其在药物研发、学术论文评价和学术搜索方面进行了应用尝试。未来的研究应该进一步探索其可能的应用点，包括引文推荐、人才评价、疫苗研发、新药发现以及转化医学等方面。

附录 A　PubMed 中论文的文献类型汇总表

Adaptive Clinical Trial	Collected Works	Festschrift	Observational Study	Research Support, N. I. H. ,Intramural
Address	Comparative Study	Government Publication	Observational Study, Veterinary	Research Support, Non-U. S. Gov't Research Support, U. S. Gov't, Non-P. H. S.
Autobiography	Congress	Guideline	Overall	Research Support, U. S. Gov't, P. H. S.
Bibliography	Consensus Development Conference	Historical Article	Patient Education Handout	Retracted Publication
Biography	Consensus Development Conference, NIH	Interactive Tutorial	Periodical Index	Retraction of Publication
Case Reports	Controlled Clinical Trial	Interview	Personal Narrative	Review

续表

Adaptive Clinical Trial	Collected Works	Festschrift	Observational Study	Research Support, N. I. H. , Intramural
Classical Article	Dataset	Introductory Journal Article	Portrait	Scientific Integrity Review
Clinical Conference	Dictionary	Journal Article	Practice Guideline	Study Characteristics
Clinical Study	Directory	Lecture	Preprint	Support of Research
Clinical Trial	Duplicate Publication	Legal Case	Pragmatic Clinical Trial	Systematic Review
Clinical Trial, Phase I	Editorial	Legislation	Publication Components	Technical Report
Clinical Trial, Phase II	Electronic Supplementary Materials	Letter	Publication Formats	Twin Study
Clinical Trial, Phase III	English Abstract	Meta-Analysis	Published Erratum	Validation Study
Clinical Trial, Phase IV	Equivalence Trial	Multicenter Study	Randomized Controlled Trial	Video-Audio Media
Clinical Trial Protocol	Evaluation Study	News	Research Support, American Recovery and Reinvestment Act	Webcast
Clinical Trial, Veterinary	Expression of Concern	Newspaper Article	Research Support, N. I. H. , Extramural	Research Support, N. I. H. , Intramural

附录 B 9个生物医学研究主题的文献检索策略

主题名称	检索数据库	检索策略
阿尔兹海默症	PubMed	"alzheimer disease"[MeSH Terms] OR ("alzheimer"[All Fields] OR "alzheimer s"[All Fields] AND "disease"[All Fields]) OR "alzheimer disease"[All Fields]) OR ("alzheimer s"[All Fields] AND "disease"[All Fields]) OR "alzheimer s disease"[All Fields]
乳腺癌	PubMed	"breast neoplasms"[MeSH Terms] OR ("breast"[All Fields] AND "neoplasms"[All Fields]) OR "breast neoplasms"[All Fields] OR ("breast"[All Fields] AND "cancer"[All Fields]) OR "breast cancer"[All Fields]
基因编辑	PubMed	"gene editing"[MeSH Terms] OR ("gene"[All Fields] AND "editing"[All Fields]) OR "gene editing"[All Fields]
干细胞	PubMed	"stem cells"[MeSH Terms] OR ("stem"[All Fields] AND "cells"[All Fields]) OR "stem cells"[All Fields] OR ("stem"[All Fields] AND "cell"[All Fields]) OR "stem cell"[All Fields]
棕色脂肪组织	PubMed	"adipose tissue, brown"[MeSH Terms] OR ("adipose"[All Fields] AND "tissue"[All Fields] AND "brown"[All Fields]) OR "brown adipose tissue"[All Fields] OR ("brown"[All Fields] AND "fat"[All Fields]) OR "brown fat"[All Fields]

续表

主题名称	检索数据库	检索策略
冠状病毒	PubMed	"coronavirus" [MeSH Terms] OR "coronavirus" [All Fields] OR "coronaviruses" [All Fields]
艾滋病	PubMed	"hiv" [MeSH Terms] OR "hiv" [All Fields]
HIV 疫苗	PubMed	"aids vaccines" [MeSH Terms] OR ("aids" [All Fields] AND "vaccines" [All Fields]) OR "aids vaccines" [All Fields] OR ("hiv" [All Fields] AND "vaccine" [All Fields]) OR "hiv vaccine" [All Fields]
HPV 疫苗	PubMed	"papillomavirus vaccines" [MeSH Terms] OR ("papillomavirus" [All Fields] AND "vaccines" [All Fields]) OR "papillomavirus vaccines" [All Fields] OR ("hpv" [All Fields] AND "vaccine" [All Fields]) OR "hpv vaccine" [All Fields]

参考文献

一 著作

邱均平:《信息计量学》,武汉大学出版社 2012 年版。

Cooke N. J. , Hilton M. L. , *Enhancing the effectiveness of team science*, National Academies Press, 2015.

Nonaka I. , Takeuchi H. , *The knowledge-creating company*: *How Japanese companies create the dynamics of innovation*, Oxford University Press 1995.

二 论文

曹兴、郭然:《知识转移影响因素研究及其展望》,《中南大学学报》(社会科学版) 2018 年第 2 期。

陈练文、李信、赵超烨:《学术文本可读性和复杂度评价研究》,《数字图书馆论坛》2018 年第 5 期。

陈竺、黄薇、傅刚、韩泽广、任双喜、张蔚鸽:《人类基因组计划现状与展望》,《自然杂志》2000 年第 3 期。

程齐凯:《学术文本的词汇功能识别》,博士学位论文,武汉大学,2015。

杜建、唐小利、张燕舞、张玢、蒋朱明:《引文网络加速转化医学 T1 - T2 - T3 阶段的转化进程》,《中华临床营养杂志》2013 年第 2 期。

杜建、唐小利:《转化研究过程测度与绩效评估:方法与实践》,《图书情报工作》2015 年第 3 期。

顾新、李久平、王维成:《知识流动、知识链与知识链管理》,《软科学》2006 年第 2 期。

郭少聪：《肝病药物创新全链条的知识流动分析》，硕士学位论文，大连理工大学，2019 年。

康宇航：《基于融合创新视角的异质性知识流动网络探测研究》，《情报学报》2016 年第 9 期。

李广建、罗立群：《走向知识融合——大数据环境下情报学的发展趋势》，《中国图书馆学报》2020 年第 6 期。

李涓子、侯磊：《知识图谱研究综述》，《山西大学学报》（自然科学版）2017 年第 3 期。

李力、刘德洪、张灿影：《基于知识流动理论的科技论文学术影响力评价研究》，《情报科学》2016 年第 7 期。

李信、程齐凯、刘兴帮：《基于词汇功能识别的科研文献分析系统设计与实现》，《图书情报工作》2017 年第 1 期。

李信、程齐凯：《基于"precision－recall"曲线分析的高被引论文识别研究》，《图书馆杂志》2019 年第 1 期。

陆伟、武川：《实体链接研究综述》，《情报学报》2015 年第 1 期。

马费成、王晓光：《知识转移的社会网络模型研究》，《江西社会科学》2006 年第 7 期。

祁延莉、李婧：《用于知识流动测度的专利引文指标分析》，《中国基础科学》2014 年第 2 期。

孙铁石：《如何做好学术论文的价值判断》，《长春理工大学学报》（社会科学版）2017 年第 6 期。

索传军、盖双双：《单篇学术论文的评价本质、问题及新视角分析》，《情报杂志》2018 年第 6 期。

吴江、金妙：《基于基金代码共现的学科知识流动网络研究》，《情报杂志》2016 年第 6 期。

杨雪梅、李爱花、唐小利：《新型冠状病毒疫苗研发知识流动分析》，《中华医学图书情报杂志》2020 年第 5 期。

姚志昌、邓群、李成俊、骆振福：《科学论文价值评价的思考》，《中国科技期刊研究》2005 年第 6 期。

岳增慧、许海云：《学科引证网络知识扩散特征研究》，《情报学报》2019 年第 1 期。

张宝生、张庆普：《虚拟科技创新团队的知识流动效率评价研究——基于 D－S 证据理论》，《情报学报》2013 年第 7 期。

张翠英、杨之霞：《企业反竞争情报活动中的知识流转换及其控制策略》，《中国图书馆学报》2008 年第 5 期。

赵力焓、石娟、顾新：《知识链组织之间知识流动的过程研究》，《情报杂志》2010 年第 7 期。

钟婕、周英凤：《知识转化模式在护理实践中的应用进展》，《中华护理杂志》2017 年第 11 期。

周义程：《社会科学类学术论文：评价标准、写作步骤及要领》，《社会科学管理与评论》2013 年第 4 期。

Abrishami A. , Aliakbary S. 2019 , " Predicting Citation Counts Based on Deep Neural Network Learning Techniques ", *Journal of Informetrics.* Vol. 13 , No. 2 , p. 485.

Alavi M. , Leidner D. E. 2001 , " Knowledge Management and Knowledge Management Systems：Conceptual Foundations and Research Issues ", *MIS Quarterly*，p. 107.

Amjad T. , Ding Y. , Xu J. , Zhang C. , Daud A. , Tang J. , Song M. 2017 , " Standing on the Shoulders of Giants ", *Journal of Informetrics*，Vol. 11 , No. 1 , p. 307.

Bengio Y. , Ducharme R. , Vincent P. , Janvin C. 2003 , " A Neural Probabilistic Language model ", *The Journal of Machine Learning Research*，No. 3 , p. 1137.

Bornmann L. , Leydesdorff L. , Wang J. 2014 , " How to Improve the Prediction based on Citation Impact Percentiles for Years shortly after the Publication Date? ", *Journal of Informetrics*，Vol. 8 , No. 1 , p. 175.

Boyack K. W. , Patek M. , Ungar L. H. , et al. 2014 , " Classification of Individual Articles from all of Science by Research Level", *Journal of Informetrics*, *Vol.* 8, No. 1, p. 12.

Cambrosio A. , Keating P. , Mercier S. , et al. 2006, "Mapping the Emergence and Development of Translational Cancer Research", *European Journal of Cancer*, Vol. 42, No. 18, p. 3140.

Cao X. , Chen Y. , Liu K. R. 2016, "A Data Analytic Approach To Quantifying Scientific Impact", *Journal of Informetrics*, Vol. 10, No. 2, p. 471.

Carpenter M. P. , Cooper M. , Narin F. 1980, "Linkage Between Basic Research Literature and Patents", Research Management, Vol. 23, No. 2, p. 30.

Cer D. , Yang Y. , Kong S. Y. , Hua N. , Limtiaco N. , John R. S. 2018, Constant N. , Guajardo-Céspedes M, Yuan S, Tar C, Sung YH, "Universal sentence encoder". arXiv preprint arXiv: 1803. 11175.

Chen B. , Dong X. , Jiao D. , et al. 2010, "Chem2Bio2RDF: A Semantic Framework for Linking and Data Mining Chemogenomic and Systems Chemical Biology Data", *BMC Bioinformatics*, Vol. 11, No. 1, p. 255.

Contopoulos-Ioannidis D. G. , Alexiou G. A. , Gouvias T. C. , et al. 2008, "Life Cycle of Translational Research for Medical Interventions", *Science*, Vol. 321, No. 5894, p. 1298.

Didegah F. , Thelwall M. 2014, "Article Properties Associating with the Citation Impact of Individual Articles in the Social Sciences". In the Science and Technology Indicators Conference: CWTS. p. 169.

Ding Y. , Song M. , Han J. , et al. 2013, "Entitymetrics: Measuring the Impact of Entities", *PLOS ONE*, Vol. 8, No. 8, p. e71416.

Dougherty D. , Conway P. H. 2008, "The 3T's Road Map to Transform US Health Care: The "How" of High-Quality Care", *JAMA*, Vol. 299, No. 19, p. 2319.

Du J. , Li P. , Guo Q. , et al. 2019, "Measuring the Knowledge Translation and Convergence In Pharmaceutical Innovation by Funding-Science-Technology-Innovation Linkages Analysis", *Journal of Informetrics*, Vol. 13, No. 1, p. 132.

Du J., Li X. 2020, "A Knowledge Graph of Combined Drug Therapies Using Semantic Predications from Biomedical Literature: Algorithm Development", *JMIR Medical Informatics*, Vol. 8, No. 4, p. e18323.

Edrtarial G. P., James M. F. 1968, "Phagocytes and the Bench-Bedside Interface". New England Journal of Medicine. Vol. 278, No. 18, p. 1014.

Fan J., Kalyanpur A., Gondek D. C., et al. 2012, "Automatic Knowledge Extraction from Documents", *IBM Journal of Research and Development*, Vol. 56, No. 5, p. 10.

Fan Y., Pakhomov S., McEwan R., Zhao W., Lindemann E, Zhang R 2019, "Using Word Embeddings to Expand Terminology of Dietary Supplements on Clinical Notes", *JAMIA Open*, Vol. 2, No. 2, p. 246.

Farr J. N., Jenkins J. J., Paterson D. G. 1951, "Simplification of Flesch Reading Ease Formula", *Journal of Applied Psychology*, Vol. 35, No. 5, p. 333.

Fontanarosa P. B., DeAngelis C. D. 2002, "Basic Science and Translational Research in JAMA", *JAMA, American Medical Association*, Vol. 287, No. 13, p. 1728.

Fort D. G., Herr T. M., Shaw PL, et al., "Mapping the Evolving Definitions of Translational Research", *Journal of Clinical and Translational Science*. Vol. 1, No. 1, p. 60.

Fortunato S, Bergstrom CT, Börner K, Evans JA, Helbing D, Milojevi S, Petersen AM, Radicchi F, Sinatra R, Uzzi B, Vespignani A 2017, "Science of Science", *Science*, Vol. 359, No. 6379.

Geraghty J 1996, "Adenomatous Polyposis coli and Translational Medicine", *The Lancet*, Vol. 348, No. 9095, p. 422.

Glicksberg BS, Miotto R, Johnson KW, Shameer K, Li L, Chen R, Dudley J T 2018, "Automated Disease Cohort Selection using Word Embeddings from Electronic Health Records", *in Pacific Symposium on Biocomputing*, World Scientific Publishing Company. p. 145.

Grimshaw JM, Eccles MP, Lavis JN, Hill SJ, Squires JE 2012, "Knowledge Translation of Research Findings", *Implementation Science.* Vol. 7, No. 1, p. 17.

Han D, Liu S, Hu Y, Wang B, Sun Y 2015, "ELM-based Name Disambiguation in Bibliography", *World Wide Web*, Vol. 18, No. 2, p. 253.

Hassan SU, Safder I, Akram A, et al. 2018, "A Novel Machine-learning Approach to Measuring Scientific Knowledge Flows using Citation Context Analysis", *Scientometrics*, Vol. 116, No. 2, p. 973.

Hua D, Carter S, Bellerive J, et al. 2012, "Bridging the Gap: Innovative Knowledge Translation and the Canadian Hypertension Education Program". Canadian Journal of Cardiology. Vol. 28, No. 3, p. 258.

Hutchins BI, Davis MT, Meseroll RA, et al. 2019, "Predicting Translational Progress in Biomedical Research". PLOS Biology. Vol. 17, No. 10, p. e3000416.

Jacques TS, Sebire NJ 2010, "The Impact of Article Titles on Citation Hits: An Analysis of General and Specialist Medical Journals". JRSM short reports. Vol. 1, No. 1, p. 5.

Jones DS, Cambrosio A, Mogoutov A 2011, "Detection and Characterization of Translational Research in Cancer and Cardiovascular Medicine", *Journal of Translational Medicine*, Vol. 9, No. 1, p. 57.

Joshi V, Milletti F 2014, "Quantifying the Probability of Clinical Trial Success from Scientific Articles", *Drug Discovery Today*, Vol. 19, No. 10, p. 1514.

Ke Q 2019, "Identifying Translational Science through Embeddings of Controlled Vocabularies", *Journal of the American Medical Informatics Association*, Vol. 26, No. 6, p. 516.

Ke Q 2020, "The Citation Disadvantage of Clinical Research", *Journal of Informetrics*, Vol. 14, No. 1, p. 100998.

Khoury MJ, Gwinn M, Yoon PW, et al. 2007, "The continuum of Transla-
tion Research in Genomic Medicine: How can We Accelerate the Appropri-
ate Integration of Human Genome Discoveries into Health Care and Disease
Prevention?", *Genetics in Medicine*, Vol. 9, No. 10, p. 665.

Kim D, Lee J, So CH, et al. 2019, "A Neural Named Entity Recognition
and Multi-Type Normalization Tool for Biomedical Text Mining", *IEEE Ac-
cess*, p. 73729.

Kim S, Hwang H, Suh E 2003, "A Process - based Approach to Knowl-
edge - Flow Analysis: A Case Study of A Manufacturing Firm", *Knowl-
edge and Process Management*, Vol. 10, No. 4, p. 260.

Lample G, Ballesteros M, Subramanian S, et al. 2016, "Neural Architec-
tures for Named Entity Recognition". arXiv: 1603. 01360 cs.

Larivière V, Gingras Y, Sugimoto CR, Tsou A 2015, "Team Size Matters:
Collaboration and Scientific Impact since 1900", *Journal of the Association
for Information Science and Technology*, Vol. 66, No. 7, p. 1323.

Le Q, Mikolov T 2014, "Distributed Representations of Sentences and Docu-
ments". in the 2014 International Conference on Machine Learning. PMLR,
p. 1188.

Lee D, Keizer N, Lau F, et al. 2014, "Literature review of SNOMED CT
use". Journal of the American Medical Informatics Association. Vol. 21,
No. e1, p. e11.

Lee J, Yoon W, Kim S, et al. 2019 "BioBERT: A Pre-trained Biomedical
Language Representation Model for Biomedical Text Mining", *Bioinforma-
tics*.

Lee K, Clyne M, Yu W, et al. 2019, "Tracking Human Genes along the
Translational Continuum", *npj Genomic Medicine*, Vol. 4, No. 1, p. 25.

Lee S, Kim D, Lee K, et al. 2016, "BEST: Next-Generation Biomedical En-
tity Search Tool for Knowledge Discovery from Biomedical Literature",
PLOS ONE, Vol. 11, No. 10, p. e0164680.

Lerchenmueller MJ, Sorenson O 2016, "Author Disambiguation in PubMed: Evidence on the Precision and Recall of Author-ity among NIH-funded Scientists", *PLOS One.* Vol. 11, No. 7, p. e0158731.

Lewison G, Paraje G 2004, "The Classification of Biomedical Journals by Research level", *Scientometrics*, Vol. 60, No. 2, p. 145.

Li J, Yin Y, Fortunato S, Wang D 2020, "Scientific Elite Revisited: Patterns of Productivity, Collaboration, Authorship and Impact", *Journal of the Royal Society Interface*, Vol. 17, No. 165, p. 20200135.

Li L, Wang P, Yan J, et al. 2020, "Real-world Data Medical Knowledge Graph: Construction and Applications". Artificial Intelligence in Medicine. No. 103, p. 101817.

Li X, Rousseau JF, Ding Y, et al. 2020, "Understanding Drug Repurposing from the Perspective of Biomedical Entities and Their Evolution: Bibliographic Research Using Aspirin". JMIR Medical Informatics. Vol. 8, No. 6, p. e16739.

Liang X, Li D, Song M, et al. 2019, "Predicting Biomedical Relationships using the Knowledge and Graph Embedding Cascade Model". PLOS One. Vol. 14, No. 6, p. e0218264.

Liu M., Shi D., & Li J 2017, "Double-edged Sword of Interdisciplinary Knowledge Flow from Hard Sciences to Humanities and Social Sciences: Evidence from China", *PlOS One*, Vol. 12, No. 9, p. e0184977.

Liu W, Islamaj Doan R, Kim S, Comeau DC, Kim W, Yeganova L, Lu Z, Wilbur WJ 2014, "Author Name Disambiguation for PubMed", *Journal of the Association for Information Science and Technology*, Vol. 65, No. 4, p. 765.

Ma F-C, Lyu P-H, Yao Q, et al. 2014, "Publication Trends and Knowledge Maps of Global Translational Medicine Research", *Scientometrics*, Vol. 98, No. 1, p. 221.

Ma J, Abrams NF, Porter AL, et al. 2019, "Identifying Translational Indicators and Technology Opportunities for Nanomedical Research using Tech Mining: The Case of Gold Nanostructures", *Technological Forecasting and Social Change*, No. 146, p. 767.

Mansfield P 1984, "Spatial Mapping of the Chemical Shift in NMR", *Magnetic Resonance in Medicines*, Vol. 1, No. 3, p. 370.

Marincola FM 2003, "Translational Medicine: A Two-way Road", *Journal of Translational Medicine*, Vol. 1, No. 1, p. 1.

McGaghie WC, Draycott T, Dunn WF, et al. 2011, "Evaluating the Impact of Simulation on Translational Patient Outcomes", *Simulation in Healthcare: Journal of the Society for Simulation in Healthcare*, p. S42.

McGlynn EA, Asch SM, Adams J, et al. 2003, "The Quality of Health Care Delivered to Adults in the United States", *New England Journal of Medicine*, Vol. 348, No. 26, p. 2635.

McKinney GR, Stavely HE 1966, "From Bench to Bedside: The Biologist in Drug Development", *BioScience*, Vol. 16, No. 10, p. 683.

McLeod RS, Aarts MA 2015, Chung F, et al., "Development of an Enhanced Recovery after Surgery Guideline and Implementation Strategy based on the Knowledge-to-action Cycle", *Annals of Surgery*, Vol. 262, No. 2, p. 1016.

Mikolov T, Sutskever I, Chen K, Corrado G, Dean J 2013, "Distributed Representations of Words and Phrases and their Compositionality". in the 26th International Conference on Neural Information Processing. Curran Associates Inc., p. 3111.

Min C, Ding Y, Li J, Bu Y, Pei L, Sun J 2018, "Innovation or Imitation: The diffusion of citations", *Journal of the Association for Information Science and Technology*, Vol. 54, No. 1, p. 761.

Minasian LM, Carpenter WR, Weiner BJ, et al. 2010, "Translating Research into Evidence-based Practice", *Cancer*, Vol. 116, No. 19, p. 4440.

Morris ZS, Wooding S, Grant J 2011, "The Answer is 17 Years, What is the

Question: understanding Time Lags in Translational Research", *Journal of the Royal Society of Medicine*, Vol. 104, No. 12, p. 510.

Morrow GR, Bellg AJ 1994, "Behavioral Science in Translational Research and Cancer control", *Cancer*, Vol. 74, No. 4 Suppl, p. 1409.

Mulshine JL, Jett M, Cuttitta F, et al., "Scientific basis for cancer prevention. Intermediate cancer markers", *Cancer*, Vol. 72, No. 3 Suppl. 1993, p. 978.

Narin F, Hamilton K. "Bibliometric Performance Measures", *Scientometrics*, Vol. 36, No. 3, 2005, p. 293.

Narin F, Pinski G, Gee HH, "Structure of the Biomedical Literature", *Journal of the American Society for Information Science*, Vol. 27, No. 1, 1976, p. 25.

Narin F, Rozek RP, "Bibliometric analysis of U. S. Pharmaceutical Industry Research Performance". Research Policy. Vol. 17, No. 3, 1988, p. 139.

Ogilvie D, Craig P, Griffin S, et al. 2009, "A Translational Framework for Public Health Research", BMC Public Health, Vol. 9, No. 1, p. 116.

Pagliardini M, Gupta P, Jaggi M 2017, "Unsupervised Learning of Sentence Embeddings using Compositional M-Gram Features". arXiv preprint arXiv: 1703. 02507.

Paiva CE, Lima JP, Paiva BS 2012, "Articles with Short Titles Describing the Results are Cited More Often", *Clinics*, Vol. 67, No. 5, p. 509.

Parrish MC, Tan YJ, Grimes KV, et al. 2019, "Surviving in the Valley of Death: Opportunities and Challenges in Translating Academic Drug Discoveries". Annual Review of Pharmacology and Toxicology. Vol. 59, No. 1, p. 405.

Peng Y, Yan S, Lu Z 2019, "Transfer Learning in Biomedical Natural Language Processing: An Evaluation of BERT and ELMo on Ten Benchmarking Datasets". arXiv: 1906. 05474 cs.

Riddiford N 2017, "A Survey of Working Conditions within Biomedical Research in the United Kingdom". F1000Research. Vol. 6, No. 229, p. 1.

Rostami F, Mohammadpoorasl A, Hajizadeh M 2014, "The Effect of Characteristics of Title on Citation Rates of Articles", *Scientometrics*, Vol. 98, No. 3, p. 2007.

Rotmensch M, Halpern Y, Tlimat A, et al. 2017, "Learning a Health Knowledge Graph from Electronic Medical Records". Scientific Reports. Vol. 7, No. 1, p. 5994.

Ruan X, Zhu Y, Li J, Cheng Y 2020, "Predicting the Citation Counts of Individual Papers via a BP Neural Network", *Journal of Informetrics*, Vol. 14, No. 3, p. 101039.

Sachan DS, Xie P, Sachan M, et al. 2018, "Effective Use of Bidirectional Language Modeling for Transfer Learning in Biomedical Named Entity Recognition". in Machine Learning for Healthcare Conference. p. 383.

Seyhan AA 2019, "Lost in Translation: the Valley of Death across Preclinical and Clinical Divide – identification of Problems and Overcoming Obstacles", *Translational Medicine Communications*, Vol. 4, No. 1, p. 18.

Smalheiser NR, Torvik VI 2009, "Author Name Disambiguation", *Annual Review of Information Science and Technology*, Vol. 43, No. 1, p. 43.

Stern DI 2014, "High-ranked Social Science Journal Articles can be Identified from Early Citation Information", *PloS one*, Vol. 9, No. 11, p. e112520.

Sung NS, Crowley WF, et al. 2003, "Central Challenges Facing the National Clinical Research Enterprise", *JAMA*, Vol. 289, No. 10, p. 1278.

Szalma S, Koka V, Khasanova T, et al. 2010, "Effective Knowledge Management in Translational Medicine", *Journal of Translational Medicine*, Vol. 8, No. 1, p. 68.

Szulanski G 1996, "Exploring internal stickiness: Impediments to the transfer of best practice within the firm", *Strategic Management Journal*, Vol. 17, No. S2, p. 27.

Tang X, Li X, Ding Y, Song M, Bu Y 2020, "The pace of artificial intelligence innovations: Speed, talent, and trial-and-error", *Journal of Informetrics*, Vol. 14, No. 4, p. 101094.

Teece DJ 1977, "Technology Transfer by Multinational Firms: The Resource Cost of Transferring Technological Know-how", *The Economic Journal*, Vol. 87, No. 346, p. 242.

Thelwall M, Maflahi N 2016, "Guideline References and Academic Citations as Evidence of the Clinical Value of Health Research: Guideline References and Academic Citations as Evidence of the Clinical Value of Health Research", *Journal of the Association for Information Science and Technology*, Vol. 67, No. 4, p. 960.

Treeratpituk P, Giles CL 2009, "Disambiguating Authors in Academic Publications using Random Forests". in the 9th ACM/IEEE-CS Joint Conference on Digital Libraries. p. 39.

Trochim W, Kane C, Graham MJ, et al. 2011, "Evaluating Translational Research: A Process Marker Model", *Clinical and Translational Science*, Vol. 4, No. 3, p. 153.

Tshitoyan V, Dagdelen J, Weston L, et al. 2019, "Unsupervised Word Embeddings Capture Latent Knowledge from Materials Science Literature", *Nature*, Vol. 571, No. 7763, p. 95.

Uzzi B, Mukherjee S, Stringer M, Jones B 2013, "Atypical combinations and scientific impact", *Science*, Vol. 342, No. 6157, p. 468.

Verbeek A, Debackere K, Luwel M, Zimmermann E 2002, "Measuring progress and evolution in science and technology – I: The multiple uses of bibliometric indicators", *International Journal of Management Reviews*, Vol. 4, No. 2, p. 179.

Vishnyakova D, Rodriguez-Esteban R, Rinaldi F 2019, "A New Approach and Gold Standard toward Author Disambiguation in MEDLINE", *Journal of the American Medical Informatics Association*, Vol. 26, No. 10, p. 1037.

Wagner CS, Whetsell TA, Leydesdorff L 2017, "Growth of International Collaboration in Science: Revisiting Six Specialties", *Scientometrics*, Vol. 110, No. 3, p. 1633.

Wang D, Song C, Barabási AL 2013, "Quantifying Long-Term Scientific Impact", *Science*, Vol. 342, No. 6154, p. 127.

Wang X, Yang C, Guan R 2019, "A Comparative Study for Biomedical Named Entity Recognition", *International Journal of Machine Learning and Cybernetics*, Vol. 9, No. 3, p. 373.

Wang Y, Jones BF, Wang D 2019, "Early-career Setback and Future Career Impact", *Nature Communications*, Vol. 10, No. 1, p. 1.

Weber GM 2013, "Identifying Translational Science within the Triangle of Biomedicine", *Journal of Translational Medicine*, Vol. 11, No. 1, p. 1.

Westfall JM, Mold J, Fagnan L 2007, "Practice-Based Research— "Blue Highways" on the NIH Roadmap, *JAMA*, Vol. 297, No. 4, p. 403.

Wolf S 1974, "The Real Gap between Bench and Bedside", *New England Journal of Medicine*, Vol. 290, No. 14, p. 802.

Wu L, Wang D, Evans JA 2019, "Large Teams Develop and Small Teams Disrupt Science and Technology", *Nature*, Vol. 566, No. 7744, p. 378.

Xu J, Kim S, Song M, et al. 2020, "Building a PubMed Knowledge Graph", *Scientific Data*, Vol. 7, No. 1, p. 205.

Yamashita Y, Yoshinaga D 2014, "Influence of Researchers' International Mobilities on Publication: A Comparison of Highly Cited and Uncited Papers", *Scientometrics*, Vol. 101, No. 2, p. 1475.

Yao Q, Lyu PH, Ma FC, et al 2013, "Global Informetric Perspective Studies on Translational Medical Research", *BMC Medical Informatics and Decision Making*, Vol. 13, No. 1, p. 77.

Zeng QT, Tse T 2006, "Exploring and Developing Consumer Health Vocabularies", *Journal of the American Medical Informatics Association*, Vol. 13, No. 1, p. 24.

Zerhouni E 2003, "The NIH Roadmap", *Science*, Vol. 302, No. 5642, p. 63.

Zhang D, Tang J, Li J, Wang K 2007, "A Constraint-based Probabilistic Framework for Name Disambiguation". in the 16th ACM Conference on Conference on Information and Knowledge Management, Association for Computing Machinery. p. 1019.

Zhang L, Rousseau R, Glänzel W 2016, "Diversity of References as an Indicator of the Interdisciplinarity of Journals: Taking Similarity between Subject Fields into Account". Journal of the Association for Information Science and Technology. Vol. 67, No. 5, p. 1257.

Zhang Z, Yang Z, Liu Q 2008, "Modeling Knowledge Flow using Petri Net", in the 2008 International Symposium on Knowledge Acquisition and Modeling, IEEE. p. 142.

Zhuge H 2002, "A Knowledge Flow Model for Peer-to-peer Team Knowledge Sharing and Management", *Expert Systems With Applications*, Vol. 23, No. 1, p. 23.